Sophie LACOSTE

TRUCS ET ASTUCES DE SANTÉ

•MARABOUT•

AVANT-PROPOS

Ils traversent les générations par le bouche à oreille, prennent, de la campagne, le chemin des villes... Les « trucs » efficaces pour notre santé n'ont pas de frontières. Dans cet ouvrage, j'ai voulu en rassembler le plus grand nombre. Bien entendu, la plupart sont des recettes traditionnelles, mais il en est aussi qui me viennent directement de lecteurs. Depuis plusieurs années, je parsème mes chroniques de santé de ces recettes que je sais efficaces et qui peuvent être utiles à chacun d'entre nous. Un échange sympathique s'est instauré : je donne des trucs et j'en reçois. Dans la mesure où elles ne présentent pas de danger, je transmets les recettes que l'on me confie à d'autres lecteurs, qui les testent à leur tour. Ainsi, je peux rapidement déceler celles qui rendent les meilleurs services.

À l'heure où la médecine moderne, bien que très puissante, ne peut offrir de solutions très efficaces à certaines affections, je trouverais dommage qu'on en reste là. Pourquoi ne pas dire à tout le monde que le Tégarome, une formule mise au point par le docteur Valnet il y a plus de quarante ans, est le produit le plus efficace pour soigner le zona ? Pourquoi ne pas consoler une bonne fois pour toutes les personnes qui se tordent de douleur à cause des coliques néphrétiques en leur révélant qu'avec l'aubier de tilleul sauvage du Roussillon elles pourraient être débarrassées à vie de ces problèmes ? Oui, il faut partager ses connaissances et ses expériences afin que chacun puisse trouver le plus rapidement possible la solution à ses tracas.

C'est le but de ce recueil. Parfois, il y a des dizaines de recettes pour un même mal, par exemple les rhumatismes. Comment choisir ? C'est tout simple : on en essaie une, puis une autre, et on compare les résultats. Ou bien on s'arrête au premier truc parce qu'il aura donné entière satisfaction. Dans tous les cas, choisissez celui dont les ingrédients sont les plus faciles à trouver. Ne cherchez pas de fraises en plein mois de décembre !

Vous remarquerez sans doute que les plantes et les aliments arrivent en tête des ingrédients de toutes les recettes de cet ouvrage. En effet, ils figurent dans nombre de « trucs » traditionnels qui traversent les générations sans vieillir. Le chou, l'ail mais aussi la lavande, le romarin et bien d'autres végétaux et aliments méritent d'être considérés comme de véritables médicaments naturels. Souvent, ils sont si faciles à trouver, si peu chers, qu'il ne nous vient même pas à l'idée de les utiliser pour nous soigner. Comment imaginer que quelques feuilles de chou peuvent réussir à guérir un ulcère variqueux quand nombre de pommades ont échoué ? Comment arriver à croire qu'une gousse d'ail écrasée et fortement respirée puisse stopper net un rhume ? Et pourtant, c'est la réalité, soigneusement décrite dans ses ouvrages par le docteur Valnet, père de la phyto-aromathérapie moderne, mais aussi par ses prédécesseurs, le docteur Leclerc ou encore l'abbé Fournier. Nous avons souvent à portée de main quasiment tout ce qu'il faut pour nous soigner.

Attention cependant : il ne s'agit pas de faire une croix sur son médecin, de mettre ce guide sur sa table de nuit et de ne plus jurer que par lui ! Car si tous les trucs et toutes les recettes qui y figurent ont été vérifiés, je ne prétendrai jamais qu'ils suffisent à soigner et guérir toutes les maladies, loin de là ! Non, il faut savoir être raisonnable : votre médecin, avec ses longues années d'études et son expérience, est seul en mesure de poser un bon diagnostic. Parfois, il est indispensable de suivre un traitement médical et, dans ce cas, il serait imprudent et même dangereux de faire le contraire. Vous ne pouvez pas décider du jour au lendemain de ne plus soigner votre diabète sous prétexte que la tisane de feuilles de myrtille peut faire baisser votre glycémie ! C'est efficace, certes, mais bien insuffisant. En revanche, si votre nez se met à couler, vous pouvez sans risque essayer le lait de sauge avant de courir au cabinet médical le plus proche. Si vous vous faites piquer par un moustique, l'huile au blanc d'œuf ou la feuille de cassis écrasée vous calmera immédiatement. Si vous avez mal au dos et que votre estomac ne supporte pas les anti-inflammatoires, il serait bien surprenant que votre médecin s'oppose à ce que vous essayiez l'harpagophytum…

En résumé, ce guide est un complément à la médecine conventionnelle. J'espère qu'il vous aidera à résoudre mille et un petits tracas et je remercie toutes les lectrices et tous les lecteurs qui, grâce à leurs courriers, m'ont aidée à rassembler le maximum d'informations utiles pour la rédaction de cet ouvrage.

a

AÉROPHAGIE, BALLONNEMENTS

Le charbon végétal

Le charbon végétal est obtenu par calcination de matières d'origine végétale. C'est un « adsorbant », c'est-à-dire qu'il fixe sur sa surface les bactéries, les toxines, mais aussi et surtout les gaz intestinaux, qui sont ensuite éliminés par les voies naturelles. On le trouve sous forme de granules ou de gélules à avaler.

La tisane d'estragon

Si vous vous endormez après les repas, que vous souffrez de douleurs d'estomac, que votre ventre gonfle… saupoudrez tous vos plats d'estragon ou, mieux, prenez-en une petite tisane en fin de repas. Il suffit de faire infuser une cuillère à café de feuilles sèches dans 20 cl d'eau pendant 10 minutes.

Le vin d'angélique

« Non seulement je n'ai plus de ballonnements, mais je dors mieux depuis que je bois avant chaque repas un verre à porto de mon bon petit vin d'angélique. Dans un litre de bordeaux, je laisse macérer 30 g de racines d'angélique, une pincée de

cannelle, un peu de noix de muscade râpée, un clou de girofle. Je filtre et je remets en bouteille. »

Luc B. de Grenoble

Il existe de nombreuses recettes d'angélique. Certains ajoutent à la macération du millepertuis (20 g) ou de la gentiane (20 g). Vous pouvez aussi préparer de la liqueur d'angélique : faites macérer 40 g de racines d'angélique dans un mélange de 1/3 d'eau-de-vie et 2/3 d'eau de source ; filtrez ; ajoutez 200 g de miel.

Les semences de fenouil

Après le repas, mettez une cuillère à soupe de graines de fenouil dans une tasse d'eau frémissante et laissez infuser 10 minutes avant de boire. L'abbé Kneipp, célèbre guérisseur bavarois du XIXe siècle, disait ceci à propos du fenouil : « Les graines de fenouil ne doivent faire défaut dans aucune pharmacie de famille car le mal qu'elles soulagent survient très fréquemment ; je veux parler des coliques venteuses et des spasmes. »

Le lierre terrestre

Cette plante qui rampe sans vergogne dans vos plates-bandes peut vous rendre grand service. Attendez qu'elle fleurisse pour la cueillir et la mettre à sécher. Pour chasser les ballonnements, mettez-en une belle poignée à tremper dans un litre d'eau froide pendant 10 minutes. Faites chauffer et retirez du feu juste avant l'ébullition. Laissez infuser un quart d'heure avant de filtrer. Buvez cette tisane dans les deux jours par petites tasses entre les repas (en la conservant entre-temps au réfrigérateur).

Le mélilot à la place du café

« Mon grand-père, au lieu du café à la fin du repas, buvait une tisane de fleurs de mélilot (à raison d'une cuillère à soupe par grande tasse). Je ne l'ai jamais entendu se plaindre du moindre problème gastrique. »

Sylvie V. de Nogent-le-Rotrou

Antispasmodique, le mélilot calme les spasmes intestinaux tout en réjouissant les papilles. Vous pouvez aussi essayer la tisane de sarriette, cette cousine du thym qui pousse dans les garrigues de Provence ou en Grèce. Véritable désinfectant intestinal, elle apaise les spasmes et lutte contre les fermentations intestinales. La sarriette a aussi une réputation de plante aphrodisiaque. On l'utilise en infusion (5 à 10 minutes), à raison d'une tasse après les repas.

La mélisse pour les nerveux

Quand la nervosité et l'anxiété nuisent à votre digestion, essayez la mélisse en faisant infuser une cuillère à soupe de feuilles dans une tasse pendant 10 minutes. Une tasse après le repas.

La tisane digestive au carvi

Réputé pour débarrasser l'estomac des gaz et contre l'aérophagie en général, le carvi se prépare en tisane digestive : prenez-en une tasse après chaque repas en laissant infuser une cuillère à café de semences pour une tasse d'eau bouillante pendant 10 minutes.

AIGREURS D'ESTOMAC

Mangez des amandes

« Grâce à mon nouveau beau-frère égyptien, j'ai trouvé le remède à mes aigreurs d'estomac : je fais comme les grands fumeurs de son pays qui ont pris cette habitude parce que le tabac leur ronge l'estomac, je mange plusieurs amandes par jour. »

Jean-Bernard F. de Toulon

Manger 5 à 10 amandes par jour suffit souvent à chasser les aigreurs d'estomac. Son huile dépose une pellicule protectrice sur les parois de l'estomac, ses protéines forment un tampon naturel avec l'acide chlorhydrique de l'estomac, elle réduit la trop grande production de pepsine et active la digestion. À Haïfa, le professeur Kleeberg, chef du département de recherche de l'hôpital municipal Rothschild, a permis, études à l'appui, de confirmer l'intérêt des amandes en cas de douleurs et brûlures gastriques.

Les jus

Buvez chaque jour deux verres de jus de chou ou de jus de pommes de terre crues.

La racine de réglisse

Faites bouillir 50 g de réglisse dans un litre d'eau pendant 10 minutes. Laissez macérer 5 ou 6 heures. Buvez un verre, trois fois par jour pendant trois semaines, à renouveler 10 jours plus tard. Attention : la réglisse est contre-indiquée en cas d'hypertension.

Les trois demis d'argile

« Une demi-heure avant chacun des trois repas, j'avale une demi-cuillerée à café d'argile dans un demi-verre d'eau. Cette astuce a été donnée à ma tante par un vieux médecin. Et toute la famille s'en trouve bien. »

Maurice L. de Bastia

N'utilisez l'argile qu'en cas de crise, durant quelques jours. Ne prolongez pas son utilisation car, même très efficace pour bon nombre de troubles, elle a l'inconvénient de contenir une forte proportion d'aluminium, nocif à haute dose (on craint son implication dans la maladie d'Alzheimer, par exemple).

ALLAITEMENT

Gerçures dues à l'allaitement

« J'ai cessé d'allaiter mon premier enfant dès les premiers jours après sa naissance à cause des crevasses très douloureuses que j'avais aux mamelons. Pour le deuxième, j'ai eu plus de chance car la sage-femme m'a donné le truc infaillible : il s'agit d'appliquer du Madécassol, une poudre, entre deux tétées. Et les quelques heures de repos entre deux tétées suffisent à la cicatrisation. On devrait toujours donner ce truc aux jeunes mamans, cela éviterait bien des déceptions lors de l'allaitement. »

Marie-Claude F. de Saint-Mamès

Le Madécassol, qui est vendu en pharmacie, est une poudre de *Centella asiatica* (autrement appelée hydrocotyle asiatique), une plante cicatrisante de premier ordre. Il est tout à fait justifié de profiter de ses qualités pour les gerçures et crevasses aux mamelons.

Pour activer la sécrétion

Broyez de la pimprenelle fraîche et appliquez-la en cataplasme sur les seins. Laissez agir vingt minutes à une demi-heure avant de rincer à l'eau tiède.

Du lait grâce à l'ortie

« Ma grand-mère me faisait manger de la salade d'orties (c'est franchement délicieux), me préparait de la soupe d'orties et des tisanes d'orties. La salade, ce n'est pas difficile, il suffit de mélanger de jeunes feuilles à la chicorée ou aux pissenlits. La soupe, ce n'est pas plus compliqué, on fait cuire avec les pommes de terre et on mouline (servir avec un peu de crème fraîche !). Pour la tisane, c'est encore plus simple, il suffit de faire bouillir des feuilles ou des racines d'orties. C'est ainsi que son arrière-petite-fille ne s'est nourrie que de mon lait durant les seize premiers mois de sa vie. Aujourd'hui, elle a vingt ans et jouit d'une santé remarquable.

Dans huit mois, je serai grand-mère et croyez bien que je vais aller à la chasse aux orties ! »

Marie-Pierre F. d'Antony

L'ortie est l'une des meilleures plantes de santé. Vous pouvez aussi varier les tisanes et alterner avec d'autres plantes galactogènes, c'est-à-dire qui activent la sécrétion de lait, en particulier l'anis, le cumin et le fenouil. Il suffit de se faire une infusion de graines de l'une de ces plantes après les repas : une cuillère à café de semences par tasse, à laisser infuser 10 minutes.

Peuplier anti-gerçures

« Faites fondre 500 g de saindoux frais, ajoutez 200 g de bourgeons de peuplier. Laissez sur feu doux pendant deux heures. Filtrez et mettez en pot. Utilisez cette pommade contre les gerçures. »

Myriam Z. de Tournus

La recette de cette pommade est assez connue, mais, généralement, on l'applique surtout sur les dartres et les hémorroïdes. Pour les mamelons, la poudre de *Centella asiatica* (Madécassol) est plus pratique et, surtout, ne laisse aucun « goût » aux seins que le bébé pourrait refuser dans le cas contraire.

Contre l'engorgement

« Dans mon village, les vieilles femmes conseillent les cataplasmes de navets pour ralentir la lactation. En effet, quand une femme allaite, il arrive qu'elle sécrète tant de lait que ses seins en sont tendus et douloureux sans que son nourrisson ne puisse les tarir. »

Ginette V. de Rochefort

Ce n'est pas la première fois que j'entends ce truc, assez simple mais pas si pratique : faites cuire des navets épluchés. Écrasez-les en purée, attendez que cela refroidisse et appliquez en couche épaisse.

AMPOULES

Le mercurochrome au bout des pieds
« Il y a quelques années, j'avais décidé, moi très sensible des pieds, de rallier Barcelone par étapes journalières de 30 km. Pas la moindre ampoule sur 700 km ! Avec seulement chaque matin une application de mercurochrome aux endroits sensibles. Mon père, déjà, utilisait cette méthode. »

Monsieur P. de Limoges

Aujourd'hui, les coureurs utilisent davantage les pansements « seconde peau » qui semblent les prémunir des ampoules ou les leur faire oublier instantanément.

La racine de guimauve
Faites bouillir 30 g de racines de guimauve dans un litre d'eau pendant un quart d'heure. Ajoutez à une bassine d'eau tiède et prenez un bain de pieds pendant vingt minutes pour soulager les douleurs.

Le retour des sportifs
« Quand nous étions ados, mes frères et moi, nous partions pendant les vacances d'été faire de grandes promenades en montagne. Généralement, au retour, nos pieds étaient couverts de cloques. Notre mère avait la parade : elle faisait cuire des feuilles de chou dans du lait, attendait que ça refroidisse et nous en appliquait des morceaux sur nos ampoules. Ça soulageait immédiatement la douleur et, dès le lendemain, nos pieds étaient prêts à repartir ! »

Jacques R. de Niort

ANÉMIE

Le fer de la patience

Les racines de patience aident à lutter contre l'anémie car elles puisent dans le sol une grande quantité de fer. Pour en faire une décoction, faites bouillir une cuillère à café de racines dans 20 cl d'eau pendant 5 minutes puis filtrez. On conseille généralement d'en boire une tasse le matin et une avant le coucher.

Le raifort qui rend fort

« Notre alimentation, pendant la guerre, était pauvre en protéines et notre médecin de famille, qui constatait notre anémie sans pouvoir nous donner plus de tickets pour aller chez le boucher, nous avait conseillé la décoction de raifort. Cela nous a permis de retrouver de bonnes couleurs ! »

Jeanine T. de Charleville-Mézières

La racine de raifort est en effet conseillée aux enfants anémiés ou rachitiques. Voici la recette de la décoction : faire bouillir 10 à 15 g de racine de raifort coupée finement dans un demi-litre d'eau pendant 10 minutes. Prendre deux ou trois tasses par jour.

Une autre façon de préparer cette racine convient tout de même mieux aux enfants : coupez-la en rondelles que vous mettez dans un bocal et saupoudrez de sucre. Fermez le bocal et laissez macérer. Donnez à votre enfant une cuillère à soupe du sirop qui se forme chaque jour.

Le vin de quinquina

Laissez macérer 60 g de quinquina gris en poudre dans 10 cl d'alcool pendant 4 jours. Versez la macération dans un litre de bon vin. Laissez macérer à nouveau pendant une semaine. Filtrez. Sucrez pour l'usage. Un verre à bordeaux avant le repas de midi.

La décoction aux céréales

Mélangez 5 g de racine de pissenlit, 5 g de racine de tormentille, 3 g d'absinthe, 20 g de blé, 20 g d'orge, 20 g d'avoine et 10 g de racine d'aunée. Faites bouillir 100 g du mélange dans un litre et demi d'eau, jusqu'à réduction de moitié. Décantez. Faites bouillir à nouveau et versez sur de la menthe ou une autre plante aromatique. Laissez infuser 10 minutes. Sucrez au miel. Buvez-en plusieurs fois dans la journée.

La recette d'Huberte

« Ma grand-tante Huberte a réussi à "remplumer" son mari, de retour d'un camp de prisonniers après la dernière guerre. Voici sa recette : mélangez 20 g de lavande, 25 g de lamier blanc, 25 g de sommités de petite centaurée, 25 g de sommités de romarin, 20 g de racine concassée d'ache, 20 g d'aunée, 15 g de cônes de houblon et 25 g de prêle. Prélevez une cuillère à soupe du mélange à faire bouillir pendant 5 minutes dans la valeur d'une tasse d'eau. À boire avant ou pendant les repas. »

Étienne P. de Mulhouse

Le jus de carotte

Chaque matin, à jeun, buvez un petit verre de jus de carotte.

Le vin de chardon bénit

Versez un litre de vin rouge bouillant sur 40 g de fleurs de chardon bénit. Laissez infuser un quart d'heure avant de filtrer. Buvez-en deux à trois verres par jour.

ANGINE

Le secret des apiculteurs

« Mon grand père était apiculteur et mâchait de l'automne au printemps une gomme qu'il avait prélevée dans les ruches.

Il s'agit de la propolis. Moi, je suis conducteur de bus et, malgré les portes qui s'ouvrent et se ferment toutes les trois minutes, je n'ai jamais ni rhume ni angine grâce à des pastilles de propolis. Je les achète en boutique diététique. »

Georges D. de Strasbourg

Considérée comme un véritable antibiotique naturel, la propolis agit particulièrement sur les infections de la gorge. Ce sont les apiculteurs qui se sont aperçus de ses vertus : il leur suffisait de mâcher de la propolis pure pour ne jamais souffrir de maux de gorge. Vous pouvez aussi utiliser un spray buccal à base de propolis.

La décoction de feuilles de sauge

Si vous êtes sujet aux angines, faites une décoction de feuilles de sauge en laissant bouillir 3 cuillères à soupe de feuilles sèches dans un litre d'eau pendant 5 minutes. Laissez macérer 5 minutes encore puis filtrez. Utilisez en gargarismes cette décoction chaude pour désinfecter votre gorge et calmer les douleurs de l'angine.

La recette infaillible du docteur Valnet

Avec le traitement qui va suivre, le docteur Valnet disait n'avoir jamais connu d'échec, la guérison complète étant effective en trois ou quatre jours. La préparation est très simple : il suffit de mettre une bonne poignée de feuilles de ronces dans un litre d'eau froide et de porter sur le feu. Laissez bouillir 2 minutes puis retirez du feu et attendez 10 minutes avant de filtrer. Buvez cette tisane dans la journée et faites-en des gargarismes. Renouvelez pendant deux à trois jours. En complément de la tisane, le docteur Valnet préconisait les badigeonnages au bleu de méthylène « plus pour son effet antalgique que pour ses propriétés germicides ».

Le cataplasme de poireau
« Pour calmer très vite une angine, faites bouillir un poireau coupé en morceaux dans du vinaigre jusqu'à ce qu'il soit bien cuit. Égouttez, saupoudrez de poivre et appliquez en cataplasme sur la poitrine. Ma mère faisait toujours ainsi, moi aussi, et je dois dire que les angines ne font pas long feu chez nous. »

Simone S. M. de Toulouse

Le poireau est bien connu pour son action sur la gorge : l'empereur Néron faisait toujours une cure de poireau quelques jours par mois pour garder sa voix. Il n'y a rien d'étonnant à ce que ses principes actifs traversent la barrière cutanée, et qu'il soit donc efficace en cataplasme contre les angines.

APHTES

Du basilic
Pour soigner les aphtes, mâchez des feuilles de basilic.

L'aigremoine
« Si vous êtes sujet aux aphtes (ou que vous souffrez à cause d'un dentier), faites quatre ou cinq fois par jour des bains de bouche avec une décoction d'aigremoine : vous mettez 100 g de plante dans un litre d'eau froide. Faites chauffer et laissez bouillir jusqu'à réduction de moitié. Filtrez et faites des bains de bouche et gargarismes, en laissant quelques minutes la décoction dans votre bouche. »

Jacqueline S. de Bar-le-Duc

En médecine traditionnelle, l'aigremoine est bien connue pour soigner les ulcérations et inflammations de la bouche. Si le goût vous rebute, ajoutez un peu de miel.

Récupérez les feuilles de carotte

« Ne jetez pas les fanes de carottes : faites-en bouillir une poignée pendant 10 minutes dans une petite casserole d'eau, laissez infuser 5 minutes puis filtrez. Faites des bains de bouche avec cette décoction. »

Madeleine J. de Douarnenez

Cette décoction active nettement la cicatrisation des muqueuses buccales, mais aussi la peau, tout simplement. Par conséquent, elle peut aussi vous servir en compresses contre les gerçures et les engelures.

Mâchez des baies de myrtille

Pour soulager et faire disparaître rapidement vos aphtes, mâchez une bonne cuillerée de myrtilles et recrachez-les. Recommencez plusieurs fois dans la journée.

Mangez vos pâquerettes

« Mâchez des feuilles de pâquerette, elles guériront très vite vos aphtes ! »

Robert M. de Saint-Michel-sur-Orge

La pâquerette est renommée pour nettoyer et guérir les plaies. Bien que cette recette soit rarement employée de nos jours, la teinture de pâquerette (*Bellis perennis*) est souvent utilisée pour cela par les médecins homéopathes.

La guimauve adoucissante

Dans la guimauve, c'est la racine qui saura vite calmer la douleur et accélérera la guérison de vos aphtes. Faites-en bouillir 25 g dans un demi-litre d'eau, laissez infuser 10 minutes puis filtrez. En bain de bouche, elle est aussi excellente contre la gingivite.

Les fleurs de rose trémière

« C'est à Noirmoutier que j'ai découvert, grâce à la propriétaire d'une maison que nous avions louée en début d'été, un

truc anti-aphtes très efficace : il faut préparer une infusion de pétales de roses trémières : versez un demi-litre d'eau bouillante sur une petite poignée de pétales et laissez infuser 10 minutes avant de filtrer. Faites des bains de bouche avec cette infusion. »

Rose-Marie H. de Bar-le-Duc

La rose trémière, adoucissante, possède les mêmes qualités que sa petite cousine, la mauve. On la conseille sous forme de bains de bouche en cas d'aphtes, mais aussi à boire, tout simplement, pour calmer la toux et la bronchite.

Le citron au miel

Voici un remède très simple puisque les ingrédients se trouvent dans toutes les cuisines dignes de ce nom : du miel, du citron et de l'eau ! Délayez une cuillère à café de miel dans un verre d'eau tiède. Ajoutez le jus d'un citron. Faites des bains de bouche, plusieurs fois par jour. En gargarisme, c'est également excellent contre les maux de gorge.

En suçant la sauge

« Il m'arrive parfois d'avoir des aphtes à cause du gruyère ou des noix fraîches. Je les soigne en suçant des feuilles de sauge fraîche. C'est efficace. »

Marie-Claire V. de Saint-Sulpice-de-Roumagnac

Excellent cicatrisant, la feuille de sauge est également efficace sur la gingivite.

La macération de bistorte

Très efficace pour faire disparaître les aphtes et fortifier les gencives, la racine de bistorte se prépare en macération : mettez 30 g de racine coupée dans un demi-litre d'eau froide et laissez reposer une nuit. Filtrez. Faites des bains de bouche plusieurs fois dans la journée.

Argile en bouche

« Je souffrais beaucoup d'aphtes. Ceux-ci ne réapparaissent plus depuis que je me lave les dents après chaque repas avec de l'argile verte en poudre à la place d'un dentifrice classique. »

Yvonne G. des Landes

Rien d'étonnant à ce que votre dentifrice ait tout changé : l'argile désinfecte et cicatrise les muqueuses.

En cas d'aphtes qui saignent

La racine de renouée, comme la racine de bistorte, est conseillée contre les aphtes et elle est particulièrement utile lorsque les aphtes ont tendance à saigner. Pour préparer votre bain de bouche, mettez une bonne poignée de racines coupées dans un demi-litre d'eau froide. Faites chauffer et sortez du feu à l'ébullition. Laissez infuser 20 minutes avant de filtrer.

ASTHME

La liqueur d'ail

« Je tiens d'un agriculteur provençal cette recette à utiliser en cas de crise d'asthme : coupez une tête d'ail en fines lamelles et mettez à macérer 15 jours dans trois litres d'eau-de-vie. Remuez chaque jour. Filtrez avec un linge fin. En cas de crise d'asthme, trempez un sucre dans cet alcool et sucez-le doucement. Attention : cette recette ne convient pas aux enfants ! »

Monsieur R. de Perpignan

Pour les enfants, mieux vaut en effet éviter les recettes à base d'alcool. La liqueur d'ail est employée en médecine populaire depuis de nombreuses années et semble donner effectivement de très bons résultats.

Cigarettes sans tabac

Certaines plantes peuvent calmer les crises d'asthme et les prévenir, et ceci sous forme de cigarettes (ou à fumer dans une pipe). C'est le cas de la stramoine et de la sauge. Le docteur Valnet recommande de piler 15 g de feuilles de sauge sèches avec 30 g de feuilles de stramoine (à ne jamais utiliser autrement car très toxiques) et d'en faire une vingtaine de cigarettes ou de fumer le mélange avec une pipe.

Trois tasses d'aigremoine

« Pour espacer mes crises d'asthme et les rendre moins violentes, j'ai trouvé une solution : il suffit de mettre une cuillère à café d'aigremoine dans une tasse et de couvrir d'eau bouillante, puis de laisser infuser 10 minutes avant de filtrer. Depuis que j'ai lu ce conseil dans une vieille revue trouvée au grenier, j'en bois trois ou quatre tasses par jour, entre les repas, et mes crises ont nettement diminué. »

Julien S. de Foix

On reconnaît cette plante qui pousse le long des chemins ou à l'orée des bois à ses grandes feuilles très découpées et velues et à ses cinq fleurs jaunes qui fleurissent en été les unes après les autres, de bas en haut. Astringente, elle était autrefois couramment utilisée en cas de diarrhée, mais ses feuilles séchées donnent également de très bons résultats sur l'asthme. Attention toutefois : elle est déconseillée en cas de constipation.

L'aunée, pour évacuer les sécrétions

L'aunée a de belles fleurs jaunes mais c'est sa grosse racine qu'on emploie, séchée et concassée, pour réaliser une décoction assez amère mais très efficace pour libérer les voies respiratoires en évacuant les sécrétions qui les encombrent. On en met 30 g dans un litre d'eau froide et on laisse macérer une heure avant de porter sur le feu.

Laissez bouillir une minute et laissez infuser 10 minutes. Il est conseillé d'en boire une tasse avant chaque repas.

Le bouillon blanc, ami des bronches

« Moi qui ne parvenais jamais à faire avaler mes tisanes à mes enfants (ils les trouvaient trop amères en général), j'ai réussi à calmer les crises d'asthme du petit dernier avec le bouillon blanc. L'infusion a le gros avantage d'avoir bon goût (enfin une tisane que les enfants apprécient !) car les fleurs renferment des sucres délicieux. Il faut récolter les fleurs dès leur épanouissement et les mettre à sécher à l'ombre, délicatement. On les prépare tout simplement à raison d'une cuillère à café infusée 10 minutes dans une tasse d'eau bouillante. Filtrez bien, avec une passoire très fine, et faites-en boire trois ou quatre tasses par jour. »

Catherine L. de Marseillan

Le bouillon blanc est l'une des plantes les plus réputées pour ses effets bénéfiques sur les voies respiratoires. Les phytothérapeutes le recommandent depuis toujours, aussi bien en cas de bronchite (dans ce cas, les sifflements s'entendent à l'inspiration) que contre l'asthme. Attention cependant à bien filtrer l'infusion, au travers d'un linge fin, car la plante a des petits poils qui peuvent irriter la gorge (ce serait le comble !).

La marjolaine, adoucissante et expectorante

Cultivée ou sauvage (dans ce cas, on l'appelle origan), la marjolaine active l'évacuation des sécrétions bronchiques et possède des vertus antispasmodiques. Elle est donc tout indiquée contre l'asthme. On prépare ses sommités fleuries en infusion, comme les fleurs de bouillon blanc, et il est généralement recommandé d'en boire deux à trois tasses par jour, en fin de repas. Cette tisane, outre ses effets sur les bronches, est indiquée contre l'aérophagie, les migraines et l'insomnie.

Respirez les vapeurs de menthe

« Prise au dépourvu lorsque mon petit-neveu s'est mis à respirer difficilement (il était venu passer le week-end et avait oublié son nécessaire d'urgence en cas de crise d'asthme), j'ai eu l'idée d'aller cueillir des feuilles de menthe dans le jardin. J'en ai mis une bonne poignée dans une casserole d'eau bouillante et lui ai fait respirer les vapeurs. Il a vite retrouvé une respiration dégagée. »

Marie-Louise T. de Souillac

Pour dégager les bronches, l'inhalation de feuilles de menthe donne d'excellents résultats. À défaut de feuilles de menthe, vous pouvez aussi mettre 5 à 10 gouttes d'huile essentielle dans un bol et recouvrir d'eau bouillante.

Le marrube

De la famille des labiées, le marrube ressemble à ses cousines, l'ortie blanche et la menthe, et pousse un peu partout dans les lieux incultes. Mais sous ses apparences de mauvaise herbe, il cache bien son jeu car ses petites fleurs blanchâtres dégagent efficacement les voies respiratoires. Il faut récolter la plante entière, au moment de sa floraison (qui dure tout l'été), et la faire sécher. Vous mettez 30 g de plante dans un litre d'eau froide et vous laissez macérer un quart d'heure avant de porter sur le feu. Laissez chauffer jusqu'au frémissement puis éteignez le feu. Attendez un quart d'heure avant de filtrer. Buvez une tasse de cette tisane tiède quatre à cinq fois par jour.

Douce mauve

Les feuilles et fleurs de mauve, émollientes, sont conseillées contre l'asthme, mais aussi en cas de constipation. On les prépare exactement de la même façon que le marrube.

Le sirop de radis noir ou de navet

« Si vous avez tendance à l'asthme ou aux bronchites, prenez les devants en fabriquant un sirop très efficace : vous creusez un navet ou un radis noir et vous le remplissez de sucre. Vous récoltez le sirop qui s'en écoule et vous en prenez trois à quatre cuillères à café par jour. »

Maurice F. de Nice

Ces sirops sont en effet connus pour les problèmes respiratoires. Je pense qu'ils donnent encore de meilleurs résultats sur la bronchite.

b

BOUFFÉES DE CHALEUR

Après le sauna, l'aubépine

« Pour moi, la ménopause s'est annoncée à la manière d'un sauna. Tout d'un coup, sans même que la température extérieure ne change d'un degré, je me trouvais en nage. On m'a bien proposé de prendre un traitement, mais il y avait des inconvénients, des effets secondaires… Alors j'ai demandé conseil à un ami passionné de médecine naturelle. Il m'a conseillé l'infusion d'aubépine. Depuis, je suis tranquille, et en plus je dors beaucoup mieux. »

Ghislaine R. de Besançon

L'aubépine agit à la fois sur la circulation, sur la tension artérielle et sur l'anxiété. On la conseille donc très souvent en cas de ménopause pour limiter les bouffées de chaleur. Pour préparer une infusion de fleurs, comptez une cuillère à café par tasse d'eau bouillante, infusée 10 minutes. Prenez-en deux à trois tasses par jour.

De la noix de cyprès

En teinture (que vous trouverez chez votre pharmacien), 30 à 60 gouttes avant les deux principaux repas, dans un demi-verre d'eau. Les noix de cyprès sont très souvent employées pour résoudre les ennuis liés à la circulation sanguine, et parmi eux les bouffées de chaleur.

Sorcière ou fée ?

« Quand j'ai dû trouver une solution à ces suées qui me gâchaient la vie — je veux dire les fameuses bouffées de chaleur qui signent la retraite de nos ovaires ! —, j'ai opté pour le noisetier de la sorcière parmi les différentes plantes qui me semblaient les plus indiquées. Je le prépare en décoction à raison d'une cuillère à dessert de feuilles coupées dans une tasse d'eau à faire bouillir 2 minutes. Et j'en bois deux tasses par jour. Je peux dire que les bouffées ont nettement diminué et qu'on devrait plutôt dire noisetier de la fée. »

Madeleine T. de Menton

De son vrai nom hamamélis, cette sorte de noisetier venue d'Amérique du Nord est devenue un médicament naturel classique en cas de troubles circulatoires ; on la surnomme la « digitaline des veines » et elle est recommandée aussi bien contre les bouffées de chaleur qu'en cas de varices ou d'hémorroïdes.

Le marron d'Inde

On l'emploie en décoction à raison d'une poignée de copeaux d'écorce pour un litre d'eau. Faites bouillir 15 minutes. Buvez le litre en deux jours. C'est très amer. Si vous le trouvez imbuvable, rabattez-vous sur l'intrait de marron d'Inde (que l'on trouve en pharmacie), plus facile à avaler.

La recette ancestrale

La sauge est sans aucun doute la plante employée le plus souvent et depuis le plus longtemps pour résoudre les problèmes typiques de la ménopause. Sans doute sa richesse en principes actifs très proches de nos hormones y est-elle pour beaucoup. On l'utilise en infusion à raison de

20 g de fleurs et feuilles pour un litre d'eau bouillante. Faites infuser. Buvez-en trois tasses par jour.

BOURDONNEMENTS D'OREILLES

Le cimicifuga

Antispasmodique vasculaire, le cimicifuga est d'abord connu pour soulager les maux de tête ; le docteur Valnet le conseille en cas de bourdonnements d'oreilles sous forme d'extrait fluide (à commander en pharmacie), à raison de 15 à 30 gouttes par jour, en trois fois dans la journée, à diluer dans un verre d'eau. Plusieurs lectrices auxquelles j'avais transmis cette recette m'ont écrit pour me signaler qu'elle leur avait permis de se débarrasser de leurs bourdonnements d'oreilles après des années de vaine lutte.

Bouchon à l'oignon

« J'ai réussi à diminuer mes terribles bourdonnements d'oreilles en imbibant un coton de jus d'oignon et en le glissant dans le conduit auditif. Je le fais deux ou trois fois par jour. »

Jean-Pierre Z. de Martigues

Un coton imbibé de jus d'oignon peut aussi être appliqué sur les dents malades et douloureuses et même en cas de maux d'oreilles autres que les bourdonnements.

La tranquillité avec l'aubépine

« Mes bourdonnements d'oreilles me laissent un peu tranquille depuis que je prends des tisanes de fleurs d'aubépine : une cuillère à café de feuilles sèches dans une tasse (compléter avec de l'eau bouillante et laisser infuser 10 minutes avant de filtrer. Trois tasses par jour). »

Mireille B. de Rocroi

Plusieurs plantes qui agissent sur la circulation périphérique, mais aussi sur la nervosité liée aux bourdonnements d'oreilles, peuvent donner de bons résultats. C'est le cas de l'aubépine, mais aussi des feuilles de mélisse ou de ginkgo, à préparer également sous forme d'infusion.

L'effet calmant du calament

Le calament est une plante que l'on utilise entière pour faire une tisane (même préparation que pour l'aubépine) dont les effets sont parfois surprenants en cas de bourdonnements d'oreilles. On conseille généralement d'en prendre une tasse après chaque repas.

BRONCHITE

La violette pour les bronches

« Ma tante, quand nous passions nos vacances d'été chez elle, nous faisait boire un sirop de violette : 100 g de fleurs sèches ou fraîches, 400 g de miel, 300 cl d'eau, à chauffer jusqu'à consistance d'un sirop et éventuellement à filtrer. Elle nous en donnait deux à trois cuillerées le soir. C'était son remède pour nous éviter, l'hiver suivant, d'attraper rhumes et bronchites. Et, je ne sais si c'était dû à son traitement, mais jamais je n'ai manqué l'école ! Quant à elle, elle se fabriquait son petit grog : une infusion de violettes avec du citron et de l'eau-de-vie. »

Juliette M. de Quimper

La violette, adoucissante, est une plante pectorale bien connue. Il est plus rare de l'utiliser en prévention qu'en soin, lorsque la bronchite est déclarée.

Le bouillon blanc pour les joues bleues et les nez rouges

Des études menées au cours de ces dernières années montrent que la décoction de fleurs de bouillon blanc inhibe la propagation du virus grippal. On sait également qu'elle a une action antiseptique et qu'elle lutte contre l'inflammation des muqueuses. En plus, elle calme la toux et favorise l'expectoration : c'est le remède spécifique des trachéites et des bronchites. À l'heure actuelle, le bouillon blanc entre d'ailleurs dans la composition de très nombreux produits pharmaceutiques destinés à combattre les affections respiratoires.

Vous avez froid aux joues, le nez rouge, la gorge irritée, les bronches enflammées ? N'attendez pas que la maladie se complique. Soignez-vous avec le bouillon blanc. Vous pouvez l'utiliser en tisane à raison d'une poignée de fleurs par litre d'eau. Faites infuser 10 minutes et filtrez avec un linge fin pour retenir tous les poils du calice ou des étamines. Buvez trois tasses par jour, de préférence loin des repas.

La guimauve

« Pour chasser la toux, la bronchite et autres laryngites, trachéites… Bref, pour calmer les irritations de la gorge et des voies respiratoires en général, la guimauve est pour moi l'un des meilleurs remèdes. Je l'utilise en infusion de feuilles et fleurs que je récolte dans mon jardin et que je fais sécher. Dès que je sens un mal de gorge arriver ou mon nez se boucher, je commence une cure à raison de trois ou quatre tasses par jour (une cuillère à café de plante sèche par tasse, infusée 10 minutes). »

Georges Y. de Lens

La guimauve est ce que l'on appelle une plante émolliente car elle contient des mucilages adoucissants. C'est pour cela qu'on l'utilise avec succès contre toutes sortes d'inflammations : celles de la gorge et des voies respiratoires, bien sûr, mais aussi en cas de désordres intestinaux ou urinaires.

La décoction d'oignon

Coupez trois ou quatre oignons en quartiers. Faites-les bouillir dans un demi-litre d'eau pendant 10 minutes puis filtrez. Buvez ce demi-litre dans la journée, par petits verres.

La macération d'ail

Puissant antiseptique pulmonaire, l'ail est aussi utile dans les bronchites aiguës que les bronchites chroniques. On l'emploie sous forme d'alcoolature de bulbe frais. Il faut éplucher la valeur de 50 g de gousses d'ail et les mettre à macérer dans 50 g d'alcool (alcool de fruit) pendant trois semaines à un mois. Il est conseillé d'en prendre 20 à 30 gouttes deux fois par jour. Ce traitement est également préconisé en cas d'hypertension.

Mon bain au thym

« Évidemment, c'est plus facile pour moi de réaliser cette recette (j'habite le Midi) que pour un Normand ou un Picard, mais on peut toujours trouver l'ingrédient majeur, le thym, dans une boutique de produits naturels ! En cas de bronchite, je fais bouillir 400 g de thym dans 4 litres d'eau pendant quelques minutes, décoction que j'ajoute à l'eau de mon bain. En général, cela suffit pour me remettre d'aplomb. Quand je ne suis pas guéri du premier coup, je recommence le lendemain ! »

Marcel R. d'Aix-en-Provence

Le thym est l'un des meilleurs remèdes contre toutes les affections dues au refroidissement, dont la bronchite chronique, car il fluidifie les mucosités et facilite l'expectoration. Vous pouvez aussi utiliser ce bain aromatique en cas de goutte, de fatigue, d'arthrite et de rhumatismes en général.

L'infusion de lierre terrestre

Le lierre terrestre stimule les bronches (qui ont parfois du mal à évacuer les sécrétions). Faites infuser une cuillère à café de feuilles sèches dans une tasse d'eau bouillante pendant 10 minutes. Prenez trois à quatre tasses par jour.

L'infusion de myrte
« Dans le maquis, je prélève quelques feuilles de myrte et je les mets à sécher. En cas de bronchite, j'en prépare une tisane en versant 20 cl d'eau bouillante sur une cuillère à café de feuilles sèches. Je laisse infuser 10 minutes avant de filtrer et de boire. Deux tasses par jour suffisent généralement pour me débarrasser de mes problèmes en moins d'une semaine. »

Lucien A. de Bastelica

Désinfectant et balsamique, le myrte est recommandé contre les bronchites chroniques ou aiguës. Il était déjà mentionné dans l'Ancien Testament pour ses vertus !

BRÛLURES

Le premier et le meilleur réflexe, quand on se brûle, est de passer la zone atteinte sous l'eau (froide mais jamais glacée) pendant plusieurs minutes. À défaut, les dégâts progressent en profondeur. Ensuite, pour activer la guérison, essayez l'un des trucs suivants.

Le miel
« Plats ou casseroles trop chauds… Vous vous brûlez. Tartinez immédiatement de miel. Il m'est arrivé un jour la mésaventure suivante : en voulant passer au mixeur la soupe de légumes bouillante, j'ai oublié de tenir le couvercle du bol. La soupe a jailli sur mon visage, dans mon décolleté et sur mon bras droit. J'ai poussé un hurlement. Mon mari a voulu m'emmener aux urgences. Je me suis dévêtue et enduite de miel, puis couchée après avoir avalé un antalgique assez fort. J'ai eu des cloques. J'ai continué à mettre du miel pendant quelques jours. Je n'ai gardé qu'une petite cicatrice dans le cou. Quand vous mettez du miel sur une brûlure, il fond et, après quelques instants, vous n'avez plus que quelques gouttelettes à l'endroit de la brûlure, et la souffrance disparaît. »

Huguette T. de Vic-en-Bigorre

Ce truc m'a été plusieurs fois transmis par des lecteurs et lectrices et il semblerait que le miel doive toujours être à portée de main des cuisinières et cuisiniers (surtout s'ils font parfois preuve de maladresse !).

La pomme de terre

« Voici une recette à base de pomme de terre simplement coupée en rondelles (genre chips) que vous appliquez au fur et à mesure sur la brûlure. Mon épouse en a fait l'expérience. Un four à gaz malencontreusement ouvert par un enfant lui a explosé au visage. On l'a emmenée immédiatement chez un docteur voisin, qui a employé cette méthode vraiment efficace : pas une cicatrice. »

Maurice C. de Llupia

Les cataplasmes de pomme de terre crue sont en effet très souvent conseillés dans les ouvrages de médecine populaire.

Huile d'olive et blanc d'œuf

Battez ensemble deux cuillères à soupe d'huile d'olive et un blanc d'œuf. Appliquez sur la brûlure.

L'huile de la Saint-Jean

Mettez 500 g de fleurs fraîches dans un litre d'huile d'olive, le tout dans un bocal de verre placé au soleil. Laissez macérer six semaines en tournant d'un quart de tour le bocal chaque jour. Filtrez.

Si vous ne voulez pas attendre un mois et demi, mettez les 500 g de fleurs fraîches dans un mélange d'un litre d'huile d'olive et un demi-litre de vin blanc. Laissez macérer trois jours puis portez le mélange au bain-marie et laissez bouillir jusqu'à complète évaporation du vin. Filtrez.

Dans les deux cas, vous obtenez une huile très rouge à conserver en flacon de verre bouché pour un usage tout au long de l'année sur les brûlures et de nombreux autres petits problèmes :

— En compresses sur les plaies, écorchures et irritations de la peau. Le soulagement est immédiat et la cicatrisation accélérée.

— En frictions, après chauffage léger au bain-marie, sur les articulations douloureuses en cas de rhumatismes, lumbago, sciatique et goutte.

Tégarome

« Je suis très distraite et je me brûle fréquemment les doigts avec le couvercle d'une casserole ou mon fer à repasser. Le pire, c'est que sur le coup je ne sens pas la douleur. Elle survient quelques secondes après. Et là, je déguste. La peau devient blanche et pique horriblement. Alors je mets mes doigts sous un filet d'eau pendant quelques minutes puis je me masse avec du Tégarome. Quand la brûlure est forte, je fais des compresses imbibées de Tégarome que je garde toute la nuit. Non seulement la douleur disparaît presque immédiatement, mais je n'ai aucune cicatrice. »

Arlette E. de Bordeaux

La formule de Tégarome, mise au point par le docteur Valnet à partir d'huiles essentielles de grande pureté, est l'un des soins les plus efficaces pour soigner les brûlures. On le trouve en pharmacies et parapharmacies. Le plus simple est d'en tamponner délicatement la zone brûlée puis d'en imbiber une compresse et de la maintenir sur la plaie. J'ai reçu des centaines de lettres de témoignages de satisfaction comme celle de Madame E.

La consoude

Si vous disposez de cette plante, prélevez-en des racines, nettoyez-les et broyez-les, fraîches, pour les appliquer en cataplasme sur la brûlure.

C

CALCULS DANS LA VÉSICULE

La fumeterre qui nettoie

Connue pour réguler la sécrétion de la bile, la fumeterre est réputée pour chasser les troubles intestinaux d'origine biliaire comme les constipations ou la diarrhée. Elle atténue rapidement les symptômes associés à une faiblesse hépatique, comme la migraine ou la fatigue. On utilise la plante entière sous forme d'infusion, à raison d'une cuillère à café de plante sèche infusée un quart d'heure dans la valeur d'une tasse d'eau bouillante. Les dosages habituels sont de deux à trois tasses par jour avant les repas, sans dépasser une cure de 10 jours (à renouveler chaque mois au besoin). Au-delà de 10 jours de cure, la plante peut avoir des effets secondaires ennuyeux et agir comme un somnifère, ce qu'on ne lui demande pas !

L'huile d'olive à la cuillère

« Plusieurs fois, le médecin m'a encouragée à me faire opérer de la vésicule biliaire. J'ai résisté. Quand elle se rappelle à mon bon souvenir en me faisant souffrir, je la traite à l'huile d'olive : deux cuillères à soupe le matin au réveil pendant quelques jours. C'est très efficace. »

Bérengère F. du Châtelet-en-Brie

Cette recette d'huile d'olive est également conseillée par le docteur Valnet pour activer l'expulsion des calculs (et de la « boue »).

Tout cru, le radis noir

Il y a une cinquantaine d'années, les professeurs A. Lemaire et J. Loeper ont étudié l'action du radis noir sur les vésicules biliaires encombrées et vouées à l'ablation. Ils ont contrôlé sous écran radiologique l'action d'un extrait de radis noir ingéré, et ont pu vérifier que cet extrait était capable de réveiller une vésicule apathique et de provoquer l'expulsion des sables, boues et calculs de petites dimensions.

On trouve le radis noir sur le marché, tout simplement, à déguster cru en hors-d'œuvre. Vous pouvez aussi l'utiliser sous forme de suc fraîchement extrait (on le trouve sous forme d'ampoules en magasins de diététique).

Le vin de boldo

« Ma vésicule capricieuse se fait mielleuse quand je lui offre sa gourmandise préférée : le vin de boldo. Si vous voulez en profiter, voici la recette : faites macérer 30 g de feuilles de boldo dans un litre de vin blanc doux pendant 10 jours. Filtrez. Prenez un petit verre avant le repas, en apéritif. »

Gérard M. de Liévin

Le boldo est une plante qui agit sur la contractilité de la vésicule : quand cette dernière devient un peu paresseuse et oublie d'évacuer les déchets qui l'encombrent, les feuilles de boldo la réveillent ! On dit que cette propriété, aujourd'hui confirmée par la science (le principe essentiel du boldo, la boldine, a été identifié en 1872), a été découverte par hasard un jour que des moutons atteints d'une maladie hépatique avaient été parqués dans un enclos fait de branches fraîches de boldo. Les moutons ont mangé les clôtures et se sont guéris ainsi de leur maladie !

CHOLESTÉROL

Les deux pommes

La pomme est très intéressante lorsque l'on a un taux de cholestérol élevé. C'est surtout à la pectine qu'elle contient que l'on doit cette propriété, car cette fibre joue un rôle fondamental dans l'élimination des sels biliaires intervenant dans la fabrication de cholestérol par l'organisme lui-même. Des études menées à l'université de Toulouse ont montré qu'en mangeant deux pommes par jour, on pouvait faire chuter son taux de mauvais cholestérol (et améliorer le rapport bon/mauvais cholestérol). Les résultats sont d'autant meilleurs que l'on consomme les pommes avec leur peau (bien entendu, en les ayant lavées auparavant) et de préférence loin des repas (vers 16 h 00 par exemple).

La lécithine de soja

« Quand j'ai vu mon taux de cholestérol prendre des proportions inquiétantes, j'ai suivi le conseil d'un ami médecin : j'ai saupoudré deux cuillères à soupe de lécithine de soja chaque jour dans mon dessert (compote de pomme, fromage blanc...). Trois mois plus tard, mon taux de cholestérol était redevenu tout à fait raisonnable. »

Jean-Marc C. de Pau

On trouve la lécithine de soja en poudre ou en paillettes dans les rayons diététiques. Elle est insipide et peut donc être mise dans n'importe quel aliment. Elle agit comme un véritable « nettoyeur » des artères ; c'est pourquoi, au début de la cure, le taux de cholestérol sanguin peut augmenter (le cholestérol se décollant des parois artérielles se retrouve dans le sang avant d'être éliminé !). Généralement, on conseille d'attendre deux mois de cure avant de procéder à une nouvelle analyse de sang.

COLIQUES NÉPHRÉTIQUES

L'aubier de tilleul

« Je suis maçon, je mesure près de deux mètres, je pèse 100 kg et je peux vous garantir que je ne suis pas douillet. Pourtant, quand j'avais des crises de coliques néphrétiques, il m'est arrivé d'avoir si mal que je devais passer une semaine à l'hôpital. Aujourd'hui, c'est fini ! Et grâce à la décoction d'aubier de tilleul. C'est amer, mais ça vaut le coup ! Cela fait quatre ans que je n'ai plus eu de crise alors qu'avant, j'en avais deux ou trois par an. »

Robert T. de Donnemarie-Dontilly

Voici sans aucun doute la méthode qui donne les meilleurs résultats en cas de coliques néphrétiques. Elle fut souvent utilisée avec succès par le docteur Valnet, père de la phyto-aromathérapie moderne : faire une décoction de 40 g d'aubier de tilleul du Roussillon-La-Gravelline en laissant bouillir dans un litre d'eau jusqu'à réduction d'un quart. Boire les 75 cl de tisane dans la journée. Recommencer dix jours de suite. Trois cures d'aubier de tilleul par an préservent des rechutes.

L'Huile de Haarlem

« Je vous signale un remède très peu connu contre les coliques néphrétiques : la véritable Huile de Haarlem — licence Thomas — "Capsules". Maman a évité une opération de la vésicule biliaire et moi-même je m'en suis servi pour faire fondre des calculs rénaux. Cela a été très efficace. On en prend une capsule le matin et une le soir, ou une seule le matin, selon les douleurs. Aux analyses d'urine, je n'ai plus de sable. »

Gilbert V. de Marmande

L'Huile de Haarlem n'est pas si méconnue, elle est citée par le docteur Valnet pour ses qualités sur le système urinaire et digestif et une étude réalisée en milieu hospitalier a démontré son intérêt dans la bronchite des jeunes enfants. Attention cependant : elle est majoritairement composée de soufre et il n'est pas rare que, les premiers jours d'utilisation, elle provoque des gaz malodorants. Le tout est d'être prévenu.

CONSTIPATION

Simplissime

La méthode naturelle la plus simple et l'une des plus efficaces pour vaincre la constipation consiste à boire un grand verre d'eau froide le matin au lever. C'est un laxatif sans égal.

Le gentil liseron

« Je suis un jardinier comblé. Après avoir lutté des années, et même des décennies, en râlant contre l'affreux liseron qui envahissait mes plates-bandes, je me suis bien calmé, et ceci grâce à un voisin qui m'a dit que finalement, le liseron n'était pas un ennemi si méchant ! Certes, je continue à arracher cette mauvaise herbe, mais je la rends bonne... Car tous mes amis et proches qui souffraient de constipation en sont aujourd'hui débarrassés grâce au liseron et à la recette de mon voisin : ils commencent leur journée avec une tisane de liseron : mettez une cuillère à café de feuilles sèches de liseron (ou 10 feuilles fraîches) dans une tasse. Couvrez d'eau bouillante et laissez infuser 5 minutes. Filtrez et buvez le matin à jeun, un quart d'heure avant votre petit déjeuner. »

Gilbert I. de Montreuil

Oui, le liseron a des qualités ! C'est un doux laxatif surtout efficace quand la constipation est liée à une paresse de la vésicule biliaire (ce qui est souvent le cas). Si vous n'appréciez pas la tisane, vous pouvez procéder différemment : réduisez des feuilles séchées en poudre très fine (avec un pilon) et mélangez une pincée de cette poudre avec une cuillère à café de miel. Mangez le matin à jeun.

La rhubarbe

Confiture et compote de rhubarbe ont un effet laxatif certain.

La fleur du prunellier

« À la moindre paresse intestinale, une petite tasse d'infusion de fleurs de prunellier le matin pendant trois ou quatre jours et tout rentre dans l'ordre. Il suffit de faire infuser une cuillère à café de fleurs sèches dans une tasse d'eau bouillante pendant un quart d'heure et de boire le matin à jeun. »

Yvonne K. de Vandœuvre

Vive la violette !

« Chaque année, je fais avec les violettes un sirop qui me préserve de la toux et de la constipation toute l'année. Il faut mettre trois bonnes poignées de pétales dans un bocal et couvrir d'eau bouillante. Faites cela le matin, puis bouchez le flacon et laissez macérer jusqu'au soir. Ensuite, vous filtrez en pressant bien les pétales pour qu'il en sorte le meilleur ! C'est le moment d'ajouter du sucre en poudre : deux fois le poids de votre décoction. Remettez sur le feu, mais cette fois au bain-marie et laissez épaissir jusqu'à ce que cela ressemble à un sirop. Après, vous conservez dans un flacon bouché, comme n'importe quel sirop. Dès que mon intestin se fait paresseux, j'en prends trois ou quatre cuillères à café par jour. »

Marthe Y. de Fréjus

La violette est également très indiquée pour la toux. Vous pouvez donc faire de ce sirop plusieurs usages.

Les figues

Quatre à cinq figues par jour, macérées une nuit dans de l'eau si elles sont sèches, ou bien tout simplement au goûter, améliorent le transit.

Mon petit déjeuner laxatif

« Quand mon transit intestinal me joue des tours, je me prépare un petit déjeuner très efficace : faire cuire dans un bol de lait trois ou quatre figues fraîches coupées en quatre avec une douzaine de raisins secs. Absorber l'ensemble le matin à jeun. Je peux dire que je n'ai pas besoin d'utiliser d'autres laxatifs. »

Jacqueline C. de Rouen

Le rob de sureau

Pressez des baies de sureau. Faites bouillir le jus, puis réduire à feu très doux pour obtenir un sirop épais. Ajoutez environ un tiers de son poids en miel. Pour lutter contre la constipation, prenez deux à trois cuillerées à soupe de ce rob de sureau le matin. Conservez au réfrigérateur.

Le bouillon de grand-mère

« Dès que j'ai des problèmes de transit, j'utilise la recette de ma grand-mère, qui a toujours soigné toute la famille : le bouillon aux herbes. C'est très facile à faire, délicieux et d'une efficacité prouvée ! Mettez dans un litre d'eau une poignée de cerfeuil, une poignée de bettes, une poignée de laitue et une poignée d'oseille. Faites cuire, salez et ajoutez une noisette de beurre. »

Gabrielle V. de Faverges

Toutes ces herbes sont à la fois diurétiques et laxatives et ont donc toutes les raisons de vous donner satisfaction. Attention cependant pour les personnes sujettes aux coliques néphrétiques : l'oseille leur est contre-indiquée.

La bonne écorce d'orange

Faites bouillir l'écorce d'une orange fraîche, pendant une demi-heure, dans de l'eau. Jetez l'eau et faites bouillir à nouveau pendant 20 minutes dans une eau légèrement sucrée (20 g par litre). Laissez alors sécher l'écorce sur une assiette. Mangez-la le lendemain matin à jeun.

La chicorée à la place du café

« Longtemps j'ai bu de la chicorée torréfiée à la place de mon café. Aujourd'hui, j'ai changé mes habitudes : je prends chaque matin deux tasses d'infusion de feuilles fraîches de chicorée. Mon transit s'en porte encore mieux. »

Mireille R. de Rouffach

La chicorée fraîche a un effet laxatif supérieur à la chicorée torréfiée et elle est aussi indiquée en cas de diabète. Pour la préparer, faites infuser 15 g de feuilles dans un demi-litre d'eau bouillante pendant 10 minutes. Filtrez et buvez-en deux fois, le matin.

Le pollen

Véritable rééquilibrant organique, le pollen améliore, et efface parfois, des constipations même très anciennes. Une cure comprend 500 g à 1 kg de pollen pour un adulte, à manger en plusieurs semaines. Il est préférable de commencer par une cuillère à café, pendant 8 à 15 jours, puis d'augmenter jusqu'à la dose d'une cuillère à soupe, à prendre au petit déjeuner ou avant le repas de midi, accompagnée d'une gorgée d'eau.

Jusqu'au bout du chou

« Pour lutter contre ma constipation, j'ai un truc à la portée de tous et qui permet de ne rien gâcher du chou ! Je bois trois ou quatre verres par jour du premier bouillon dans lequel a cuit un chou. Et comme, en hiver, je suis une cuisinière de chou émérite, je ne manque jamais de ma recette miracle ! »

Ginette M. de Bourg-en-Bresse

Vous avez raison : dans le chou, tout est bon, même le bouillon !

Les pruneaux

Laisser tremper, le soir, quelques pruneaux dans un bol d'eau. Le lendemain matin à jeun, manger les pruneaux et boire l'eau de trempage.

Le temps des prunes

Mangez, le matin à jeun, des prunes fraîches avec du pain de seigle.

La carotte, ça resserre ou ça relâche ?

« On dit toujours que la carotte est l'aliment idéal en cas de diarrhée. Mais sait-on qu'elle peut aussi être merveilleuse dans le cas contraire ? Il suffit de la préparer en purée. Vous verrez que vos intestins en seront réconfortés ! »

Françoise R. de Rabastens

Pour préparer la purée, faites cuire un kilo de carottes dans un litre d'eau pendant deux heures. Passez à la moulinette et partagez cette délicieuse purée orange avec la famille !

CORS ET DURILLONS

Aïe ail

« J'avais un cor très douloureux sur le petit orteil, qui m'empêchait de me chausser. On m'a conseillé d'y appliquer une rondelle d'ail cru sous un pansement, et de renouveler matin et soir. En quelques jours, mon cor s'est évanoui. »

Rosette A. de Propriano

La chélidoine

Cette plante pousse un peu partout, et énerve bien des jardiniers avec ses feuilles duveteuses et ses fleurs jaunes qui fleurissent sans qu'on le leur demande. Quand on coupe la tige, un suc jaune orange en sort (et tache les mains). C'est ce suc qu'il faut appliquer sur les cors et durillons chaque jour (c'est aussi efficace sur les verrues). Là aussi, une bonne semaine suffit à faire disparaître les excroissances de chair. Attention à ne pas mettre de suc sur la peau saine : il l'attaquerait.

Le suc laiteux qui coule des tiges de figuier, quand on les coupe, peut être utilisé de la même manière, avec les mêmes effets.

La joubarbe, mon œil !

« Dans mes plates-bandes pousse une jolie plante grasse, la joubarbe, dont je me suis servie avec succès pour faire disparaître un œil-de-perdrix qui m'empêchait de marcher correctement. C'est une voisine qui m'avait donné le mode d'emploi : prélevez une grosse feuille, épluchez-la d'un côté et appliquez-la sur votre cor ou votre durillon. Maintenez avec une bande. Changez de feuille matin et soir. Mon œil-de-perdrix est devenu tout mou au bout de trois jours et j'ai pu m'en débarrasser très facilement. »

Jocelyne R. du Luc

La joubarbe est une plante grasse qui ressemble à un artichaut. De ses feuilles sort une tige épaisse qui se termine par un petit bouquet de fleurs roses ou rouges. On se sert aussi de ses feuilles fraîches pilées, en cataplasme sur le front, pour faire disparaître les maux de tête.

Du lierre grimpant au citron

Faites macérer une feuille de lierre pendant deux heures dans du jus de citron. Après votre bain, appliquez-la sur votre callosité et laissez-la en place toute la nuit. Recommencez chaque soir jusqu'à ce que votre cor ou votre durillon se détache dans un bain chaud.

Le poireau vinaigrette

« Je tiens cette recette de ma tante qui portait toujours des chaussures dernier cri et devait lutter assez souvent contre les cors aux pieds (il y a sûrement une relation de cause à effet !) : faites macérer une feuille de poireau dans du vinaigre pendant 24 heures, puis maintenez-la toute la nuit sur votre cor ou votre durillon. Recommencez chaque soir jusqu'à l'élimination des callosités. »

Marie-Pierre F. de Roubaix

Vous pouvez utiliser la feuille de saule de la même manière.

Sans souci avec le souci

Appliquez le suc qui s'écoule des feuilles matin et soir sur vos cors ou durillons.

COUP DE CHALEUR

Premier réflexe : rejoignez un endroit frais et buvez, par toutes petites quantités, de l'eau fraîche.

De l'herbe fraîche

Allongez-vous dans l'herbe, à l'ombre (effet rafraîchissant et oxygénant).

L'eau sur le crâne

« Dans ma région, les coups de chaleur sont fréquents ! On les soigne avec de l'eau, tout simplement. Il suffit de retourner, sur le crâne de la personne qui a eu un coup de chaud, un verre rempli d'eau en vous aidant d'une feuille de papier que vous ferez glisser (pour éviter que l'eau ne se renverse trop). Chez nous, on utilise souvent un mouchoir savamment plié à la place de la feuille de papier, mais les deux techniques donnent les mêmes résultats. »

René M. de Perpignan

Ce truc, utilisé dans les déserts d'Afrique du Nord, a sauvé de nombreuses personnes de l'insolation. Si vous ne constatez pas d'amélioration dans les minutes qui suivent, rendez-vous aux urgences.

COUPS DE SOLEIL

La Biafine

« Plus d'une fois, je me suis fait surprendre par le soleil du Midi les premiers jours des vacances. Le premier soir, je me retrouvais rouge comme une tomate. Heureusement, ma femme a toujours avec elle de la Biafine®. On dirait que cette crème est magique : elle transforme mes coups de soleil en bronzage ! »

Charles H. de Nancy

Cette crème vendue en pharmacie soulage très rapidement les coups de soleil : appliquez-la en couche épaisse et laissez pénétrer. Quand toute la crème a disparu, recommencez, et ainsi de suite jusqu'à ce que la peau n'absorbe plus.

Les bons légumes

Il suffit d'appliquer un cataplasme de légumes crus râpés : carottes, oignons ou pommes de terre (additionnées d'huile d'olive si vous en avez).

Du yaourt nature

« Avis à celles et ceux qui oublient parfois leur écran total : enduisez vos coups de soleil de yaourt nature et laissez sécher. Ça soulage très vite. »

Huguette S. de Montpellier

La courge

Passez au mixeur de la pulpe de courge crue et appliquez-la sur le coup de soleil.

Le miel

« L'an passé, j'ai été prise au dépourvu : après avoir attrapé un bon coup de soleil sur les épaules, je me suis aperçue que je n'avais aucune crème adéquate. C'est alors que j'ai repensé à ma mère qui mettait toujours du miel sur ses brûlures (elle adorait faire des pâtisseries et se brûlait souvent les avant-

bras sur les bords du four !). J'ai fait de même sur mon coup de soleil. Le soulagement a été immédiat et, le lendemain, je n'avais plus mal du tout. »

Geneviève G. de Brest

CRAMPES

Le savon de Marseille

« À l'époque où j'étais infirmier militaire en service en Algérie, suite aux longues marches et à des repos parfois trop courts, nous avions, la nuit, des crampes douloureuses au niveau des mollets. Sur les conseils de notre docteur, nous avions dans notre trousse de secours une demi-brique de savon de Marseille afin de frotter les jambes des soldats qui souffraient pendant des marches difficiles en terrain accidenté, de façon à les rendre de nouveau opérationnels. Disparition de la douleur pour la journée ! Le soir, au bivouac, des copeaux de savon fabriqués à l'infirmerie de campagne étaient mis dans les sacs de couchage. Ce traitement, que j'ai moi-même utilisé, nous était d'un grand secours. Donc : avoir toujours sur soi une tranche de savon de Marseille au cas où ! Frotter les draps au niveau des jambes avec ledit savon ou glisser entre les draps une poignée de copeaux. »

Bernard K. de Bienville

Ne connaissant pas ce « truc » du savon de Marseille contre les crampes, j'ai fait un appel auprès de mes lecteurs et c'est une avalanche de courrier qui est arrivée : oui, ça marche. Comment ? On ne sait pas, mais, en tout cas, on utilise cette technique avec succès dans de nombreuses régions.

CRISE DE FOIE

Avant la fête

« Je suis un bon vivant et il m'est très difficile de ne pas arroser les bons repas... Je sais, je n'ai aucune excuse, mais je tiens quand même à transmettre à ceux qui, comme moi, font quelques excès, ce truc infaillible pour ne pas avoir la "gueule de bois" : si vous prévoyez de boire plus d'alcool que de raison, prenez, avant l'apéritif, un demi-verre à liqueur d'huile d'olive. Vous éviterez ainsi les lendemains difficiles. »

Jean-Jacques de G. de Challans

L'huile d'olive tapisse les parois de l'estomac et les rend moins perméables. L'alcool passe moins rapidement dans le sang et le foie a davantage le temps de le détruire.

Le romarin

À la fois cholérétique et cholagogue (il stimule la production de bile et son évacuation vers l'intestin), le romarin est un tonifiant du foie et de la vésicule très efficace. Faites-en des infusions (une cuillère à soupe pour une tasse d'eau bouillante, infusée un quart d'heure) pour chasser les migraines digestives, l'haleine chargée et les lourdeurs digestives en général.

Le radis noir

Ce légume qu'on trouve fréquemment sur les étals des marchés est un draineur hépatique dont les qualités ont depuis longtemps été prouvées. Il stimule la sécrétion de la bile et provoque une contraction de la vésicule qui chasse alors la bile vers l'intestin, entraînant avec elle les déchets encombrants. C'est l'un des remèdes les plus efficaces pour les foies fatigués des réveillons. On peut le consommer cru, en rondelles, ou bien le prendre sous forme de jus (c'est assez mauvais, mais très efficace), commercialisé en ampoules dans les magasins de produits diététiques.

La recette d'après réveillons

« Dans la famille, nous apprécions particulièrement les fêtes de fin d'année qui nous permettent de nous réunir alors que nous habitons tous très loin les uns des autres. Évidemment, la raison n'est pas de mise et les excès pendant une semaine laissent parfois des traces. Heureusement, j'ai une méthode très efficace pour vite retrouver la forme : le soir, je coupe trois citrons en quartiers et je verse dessus un demi-litre d'eau bouillante. Je laisse infuser et macérer toute la nuit et je bois le lendemain matin, à jeun. Plusieurs membres de la famille ont adopté cette technique d'après réveillons et en sont enchantés ! »

Grégoire D. du Mans

Parfois, on conseille aussi de presser un citron et de compléter le verre avec de l'eau chaude.

CROÛTES DE LAIT

Douce pommade au souci

« Pour faire disparaître les croûtes de lait de la tête de mon bébé, j'ai utilisé une recette qui me vient d'une vieille tante (et qui marche bien aussi pour les engelures, les brûlures…). Il faut préparer soi-même sa pommade de la manière suivante : faites bouillir à petit bouillon 100 g de fleurs de souci dans 30 cl d'eau pendant deux heures. Ajoutez 200 g de saindoux et faites à nouveau bouillir. Laissez sur le feu jusqu'à ce que l'eau soit complètement évaporée. Filtrez à travers un linge fin et mettez dans un pot en verre. Appliquez cette pommade en massage du cuir chevelu avant le bain de bébé. »

Céline J. de Paris

Cette pommade mérite sa place dans toutes les bonnes armoires à pharmacie familiales car elle permet non seulement d'enlever en douceur les croûtes de lait, mais aussi d'apaiser les peaux irritées (on peut même la mettre sur les fesses de bébé !), de soigner les brûlures, les gerçures…

L'huile d'amande douce

Avant de lui faire sa toilette, imprégnez le cuir chevelu de votre bébé d'huile d'amande douce. Massez doucement pour que les croûtes se décollent, puis faites le shampooing.

d

DÉPRESSION SAISONNIÈRE

De la lumière

Si vos idées noires suivent le rythme des saisons, s'accentuant dès l'arrivée de l'hiver, vous manquez de luminosité. Vous avez toute la journée envie de grignoter, vous dormez comme un loir et vous êtes en permanence fatigué. En moyenne, il faudrait être exposé à 10 000 lux pendant une demi-heure chaque jour pour chasser la déprime. 10 000 lux, c'est ce que le soleil dispense lorsque le temps est clément. La solution, pour garder votre belle humeur : vous promener dans une nature bien dégagée dès que le ciel s'éclaircit. Et si vous n'en avez pas le temps ou que le ciel refuse de se dégager, vous pouvez essayer les « boîtes à lumière » : une sorte de gros néon qui vous éclaire sans vous éblouir ni vous déranger pendant que vous vaquez à vos occupations habituelles.

DIABÈTE

Aucun truc ne sera en lui-même suffisant pour résoudre un diabète, mais certains d'entre eux peuvent limiter le taux de glycémie, ce qui est déjà bien.

Merci à la feuille de myrtille

« Il y a quelques années, juste avant la ménopause, on a découvert chez moi un léger diabète. Le médecin m'a prescrit des médicaments et m'a demandé de mincir. Je n'ai pas supporté le traitement et mes kilos tenaces ont résisté à toutes les privations alimentaires que je me suis infligées. Heureusement, une lointaine cousine avec qui j'ai repris contact l'an passé m'a trouvé une solution : la tisane de feuille de myrtille dont je bois un demi-litre par jour. Mon médecin n'en revient pas de mes analyses : ma glycémie a nettement diminué. »

Joëlle L. de Mont-de-Marsan

La feuille de myrtille est réputée pour faire baisser le taux de sucre sanguin. On l'utilise en effet en infusion, à raison de 30 g de feuilles sèches dans un litre d'eau bouillante à laisser infuser 10 minutes. On en boit deux ou trois tasses entre les repas, chaude ou froide.

L'infusion de chicorée sauvage

Faites infuser 10 g de feuilles sèches de chicorée sauvage dans un litre d'eau bouillante pendant un quart d'heure. Buvez dans la journée.

Les cosses de haricot

Cette recette s'adresse surtout aux jardiniers et aux voisins de maraîchers capables de fournir de grandes quantités de cosses sèches de haricots. Faites-en tremper 250 g pendant une nuit, puis, le matin, mettez-les à cuire dans un litre d'eau. Laissez bouillir jusqu'à réduction du quart et buvez les 75 cl restants dans la journée, entre les repas. Faites ainsi 4 jours de suite, arrêtez 4 jours et recommencez.

La laitue

« Mon taux de glycémie faisait du yo-yo et mon médecin était prêt à me mettre sous traitement quand ma sœur m'a indiqué une recette qui a bien stabilisé mes analyses : je mange une laitue par jour ! Je dois dire que, non seulement mon médecin

est rassuré, mais je me sens aussi bien plus en forme. Peut-être est-ce à cause de la richesse de la laitue en vitamines et minéraux… »

Arthur G. de Colmar

La laitue serait capable de faire baisser la glycémie de plus de 30 % chez les diabétiques. On conseille pour cela d'en mettre chaque jour au menu, crue ou cuite, et de la manger le soir car elle favorise le sommeil et améliore, le lendemain matin, le transit intestinal. Quand vous la mangez crue, il serait intéressant que vous l'assaisonniez à l'huile d'olive, elle aussi reconnue comme ennemie du diabète.

La feuille de ronce

Faites une infusion forte de feuilles de ronce (60 g par litre d'eau infusés un quart d'heure) et prenez-en une tasse avant chaque repas.

Ma nouvelle boisson

« Quand je dis ce que je bois toute la journée, on me rit parfois au nez… Tant pis ! Car mon diabète ne s'en est jamais aussi mal porté : mon taux de glycémie est redevenu tout à fait raisonnable. Je bois toute la journée de l'infusion de feuilles de noyer. Il suffit de verser un litre d'eau bouillante sur 20 g de feuilles et de laisser infuser 10 minutes avant de filtrer. »

Arnaud S. de Joué-lès-Tours

La feuille de noyer est l'un des meilleurs remèdes naturels contre le diabète. Vous avez donc adopté une très saine habitude. Cependant, mieux vaut toujours, après trois mois de cure, l'interrompre au moins un mois avant de reprendre au besoin.

DIARRHÉE

Les provisions de racines de bistorte

« Chaque automne, depuis plusieurs générations, nous partons en famille nous promener dans la montagne et, un panier à la main, nous prélevons des racines de bistorte. Je vous rassure : nous ne faisons ni saccage ni ravage et faisons bien attention à laisser de nombreux pieds ! Ensuite, nous lavons les racines et les mettons à sécher au grenier. Cette tradition nous permet de ne jamais souffrir d'hémorroïdes ni de diarrhée ! Car dès que ce genre de problème apparaît chez un membre de la famille, il a droit à sa tisane de bistorte : couper 40 g de racines ; mettre dans un litre d'eau froide et porter doucement à ébullition. Retirer du feu et laisser infuser un quart d'heure. Boire quatre à cinq tasses dans la journée. »

Gérard T. de Grenoble

Une étude parue à la Renaissance signale déjà les effets de la bistorte comme anti-diarrhéique. Très riche en tanins, elle est donc très astringente (elle resserre les tissus et les orifices).

Dans la tourmente, la tormentille

Son nom vient du latin *tormina* qui signifie « coliques », c'est tout dire. Très riche en tanins, le rhizome de cette plante freine très vite les coliques. On le prépare en décoction à raison de 20 g de rhizome concassé par demi-litre d'eau : laissez tremper dans l'eau froide un quart d'heure puis portez à ébullition. Laissez bouillir 5 minutes puis infuser 10 minutes. Prenez trois à quatre demi-tasses dans la journée.

Croquez les jeunes artichauts

« Chez nous, en Provence, quand on a la courante, on se gave de jeunes artichauts crus. Je peux vous dire que l'effet est très rapide. »

Hubert B. de Tourette-sur-Loup

La confiture de roses

Faites infuser 30 g de pétales de roses rouges dans un litre d'eau bouillante et laissez macérer une journée. Filtrez. Ajoutez 500 g de sucre et faites bouillir jusqu'à l'obtention d'un sirop. Prenez trois à quatre cuillères à soupe par jour.

DIGESTIONS PÉNIBLES

Le vin de romarin

« Par chez nous, on soigne les digestions pénibles avec du vin de romarin en fin de repas. Ce n'est pas mauvais du tout ! »

Édouard de F. de Cagnes-sur-Mer

Fortifiant et digestif, le vin de romarin est à déguster à petites doses après les repas (un verre à liqueur). Pour le préparer, mettez 150 g de feuilles fraîches ou 40 g de feuilles sèches dans une bouteille (75 cl). Remplissez de vin (blanc si vous souhaitez qu'il soit aussi diurétique, rouge pour un effet plus fortifiant). Bouchez et laissez macérer pendant 15 jours en remuant de temps en temps. Filtrez.

Buvez de la chicorée !

La racine de chicorée torréfiée est un tonique intestinal très recommandé à ceux dont le foie est paresseux. Une tasse matin et soir remplace avantageusement, pour ces derniers, le café.

Les radis entiers

« On se plaint toujours d'avoir des renvois après avoir mangé des radis. C'est parce qu'on ne sait pas les manger ! Il suffit de ne rien laisser au bord de son assiette : quand on mange les queues, on les digère bien mieux ! »

Alberte G. de Champagne

Le vin de mai

Faites macérer 60 g de fleurs d'aspérule odorante dans un litre de bon vin blanc auquel vous ajoutez 60 g de sucre roux pendant 15 jours. Filtrez. Mettez en bouteille. Buvez un petit verre en fin de repas.

La petite centaurée

« Pendant tout l'été, il faut faire provision des fleurs de petite centaurée. Depuis toujours, j'utilise cette plante pour améliorer ma digestion et celle de toutes les personnes qui m'entourent. Il suffit de mettre une cuillère à soupe de fleurs dans une tasse, de couvrir d'eau frémissante et de laisser infuser 10 minutes. Comme c'est un peu dur à avaler, j'ajoute deux ou trois feuilles de menthe. En cas de digestion difficile, une tasse de ce breuvage après le repas fait merveille ! »

Jocelyne Y. de Troyes

La coriandre

Faites infuser une cuillère à soupe de semences de coriandre dans une tasse d'eau bouillante pendant 10 minutes. Filtrez. Buvez après le repas.

Plus légers avec le cumin

« J'ai horreur de voir mes convives terminer le repas affalés sur la table ! Alors, quand je fais de la choucroute ou une viande en sauce, j'y ajoute quelques grains de cumin. Tout le monde digère bien mieux et finit le repas en forme ! »

Marguerite A. de Cahors

Le cumin est un bon désinfectant intestinal qui permet souvent d'éviter les « fermentations » responsables de lourdeurs, somnolence et ballonnements d'après repas. Vous pouvez aussi en croquer quelques grains avec les fromages forts.

L'eau de mélisse

Dans un demi-litre d'eau-de-vie, faites macérer pendant 15 jours 50 g de feuilles de mélisse, un bâton de cannelle, le zeste d'un citron, 10 g d'angélique, cinq clous de girofle, une dizaine de grains de coriandre et trois noix de muscade. Filtrez. Conservez dans une bouteille fermée. En cas de digestions pénibles, prenez une cuillère à café de cette eau-de-vie.

La menthe digestive

« Pour digérer plus facilement, terminez vos repas par une tisane que vous préparerez tout simplement en faisant infuser une cuillère à café de feuilles sèches de menthe (ou une cuillère à soupe de feuilles fraîches) dans une tasse d'eau bouillante pendant 10 minutes. »

Henri M. de Mulhouse

On peut aussi mettre quelques gouttes d'alcool de menthe sur un sucre (c'est à réserver aux adultes car c'est très fort !). Attention aussi à la menthe le soir : la menthe empêche certaines personnes de dormir.

DOULEURS DENTAIRES

L'aspirine

Mettez un comprimé d'aspirine sur la dent malade et maintenez-le en le laissant fondre. La douleur s'atténue (mais il faut vite aller chez le dentiste).

Mâchez du brou de noix

En cas de rage de dent, mâchez du brou de noix.

Jamais sans mon clou de girofle

« Je suis responsable commercial et je voyage beaucoup. J'emporte toujours avec moi quelques clous de girofle et, plusieurs fois, ils m'ont rendu grand service pour calmer de vilaines

caries. Il suffit de mâcher un clou de girofle (quand c'est possible) ou de le déposer sur la dent malade (quand elle est trop douloureuse pour que vous puissiez mâcher). »

Jean-Philippe T. de Marne-la-Vallée

Vous pouvez aussi mettre une goutte d'huile essentielle de clou de girofle directement sur la dent. C'est absolument infect, mais l'anesthésie est quasi immédiate.

Le bain de bouche au whisky

Faites un bain de bouche avec du whisky, ou un autre alcool fort, pour anesthésier la douleur, puis recrachez.

Gentil coquelicot

« Pas facile de trouver un dentiste le dimanche ! J'ai eu de la chance : mon fils de vingt-deux ans s'est retrouvé avec une chique énorme ; je ne savais pas quoi faire et c'est ma voisine qui nous a "sauvés" grâce aux coquelicots de son champ ! Elle a fait infuser des pétales de coquelicot pendant 5 minutes dans l'eau bouillante. Et, quand ils ont été froids, elle les a mis sur la joue de mon fils ; celle-ci a bien désenflé. Le lendemain, le dentiste a terminé le travail ! »

Brigitte P. de Lons-le-Saunier

Du cresson

Mâchez des feuilles de cresson pour renforcer vos gencives tout en soulageant vos douleurs dentaires.

La figue chaude

En cas d'abcès, appliquez une demi-figue chaude entre la gencive et la dent malade.

e

ÉCORCHURES

La bétoine sur les plaies infectées
« Pour désinfecter et accélérer la cicatrisation des plaies infectées, ma grand-mère utilisait la bétoine : elle trempait les feuilles fraîches quelques minutes dans du vin rouge bouillant avant de les appliquer sur la blessure. C'était très efficace. »
Simone P. de Tours

La décoction de petite centaurée
Faites bouillir 10 g de petite centaurée dans 25 cl d'eau pendant 10 minutes. Laissez infuser 10 minutes encore puis filtrez. Utilisez sur un coton pour soigner les écorchures.

Le millefeuille qui stoppe le sang
En cas de coupure ou d'écorchure, lavez bien quelques tiges de millefeuille et écrasez-les pour en exprimer le suc. Appliquez avec un coton. Le saignement cesse et la cicatrisation est accélérée.

Pansement naturel
« Quand je fais la cuisine, je suis parfois un peu vive et le couteau a tendance à déraper. Heureusement, j'ai toujours à

portée de main un pansement qui désinfecte et empêche de saigner trop longtemps : il s'agit de la fine pellicule qui sépare chaque couche de l'oignon. »

Véronique D. de Granville

L'oignon est un véritable antiseptique. Malheureusement, quand on est blessé (même très légèrement), il faut avoir assez de dextérité pour séparer cette très fine pellicule bien cachée entre les couches d'oignon.

La roquette

Appliquez des feuilles fraîches de roquette pilées.

ECZÉMA

Le vinaigre de cidre

« Je suis allergique à certains bracelets de montre. Quand l'eczéma apparaît, je tamponne avec une lotion que je fabrique en mélangeant moitié vinaigre de cidre et moitié eau minérale. »

Charlotte Z. de Concarneau

La décoction de sauge

En compresse, une forte décoction de sauge active la cicatrisation des plaies et fait disparaître l'eczéma. Préparez la décoction de feuilles de sauge en laissant bouillir 100 g de feuilles sèches dans un litre d'eau pendant 5 minutes. Laissez macérer 5 minutes encore puis filtrez.

De la patience

« J'ai longtemps souffert d'un eczéma rebelle et de dartres au visage, sans que les nombreuses crèmes qui m'étaient prescrites puissent y faire quelque chose. Et c'est la boulangère de mon village qui m'a donné la solution en m'indiquant une recette qui avait déjà fait ses preuves sur elle : prélever des racines de patience à la fin de l'été et les faire sécher après les avoir coupées dans le sens de la longueur. En faire une décoction

(50 g par litre d'eau) en laissant bouillir 10 minutes et infuser autant. Boire une tasse matin et soir. Dans mon cas, les problèmes avaient disparu au bout de trois semaines et, depuis, ils ne sont plus jamais revenus. »

Jocelyne T. de Mercy

On utilise la racine de patience depuis l'Antiquité pour lutter contre les problèmes de peau. Elle agit en profondeur sur le foie et les intestins (souvent en cause lors d'affections cutanées). C'est aussi un excellent traitement d'appoint contre l'anémie.

La carotte quand ça gratte

Si une plaque d'eczéma vous démange, râpez une carotte et appliquez sa pulpe fraîche en cataplasme. En général, le soulagement est immédiat. Vous pouvez aussi utiliser cette méthode en cas de brûlure légère, sur les furoncles ou les ulcères variqueux.

La décoction de bouleau, pour désinfecter

Le bouleau, en usage interne, accélère l'élimination. Ses feuilles, préparées sous forme de décoction, peuvent servir à la fois comme tisane dépurative, et comme lotion désinfectante. Faites bouillir 30 g de feuilles dans un litre d'eau pendant 2 minutes. Laissez refroidir jusqu'à 40° puis ajoutez une pincée de bicarbonate de soude. Laissez infuser une nuit avant de filtrer. Buvez-en quatre à cinq tasses par jour et appliquez des compresses imbibées sur vos lésions. Cette lotion est également indiquée pour faire disparaître les taches brunes.

La camomille, des cheveux à la peau

« J'ai toujours utilisé la camomille pour éclaircir les cheveux de mes enfants. Le jour où mon petit-fils a eu de l'eczéma, ma tante m'a dit de me servir de mon rinçage à la camomille pour lui faire des compresses. Je l'ai écoutée et je continue car cela calme bien ses démangeaisons. »

Arlette O. de Bourges

Vous pouvez utiliser la grande ou la petite camomille, indifféremment. Mettez 50 g de fleurs sèches dans un litre d'eau froide. Faites chauffer et éteignez dès les premiers bouillons. Laissez infuser 20 minutes avant de filtrer. La camomille apaise irritations et démangeaisons cutanées.

Le vin de carline

Ce petit chardon dont on fait des bouquets dans les montagnes possède des racines autrefois réputées comme antidote. Fortement dépuratives, elles doivent être récoltées en automne puis séchées et coupées en morceaux. En cas d'eczéma, on les emploie en apéritif ! Faites macérer 15 g de racines dans 75 cl de bon vin rouge (bio de préférence) pendant huit jours. Filtrez. Buvez un petit verre avant le repas, midi et soir. Évidemment, cette recette est réservée aux adultes !

La feuille de chicorée

La chicorée est une plante particulièrement intéressante pour « nettoyer le sang ». En cas d'eczéma, on emploie les feuilles en décoction légère. Il faut mettre 10 grammes de feuilles dans un litre d'eau froide. Faites chauffer jusqu'à l'ébullition puis éteignez et laissez infuser 10 minutes avant de filtrer. Buvez tout au long de la journée.

La douce-amère pour les peaux dures

« Dans notre région, on soigne souvent les maladies de peau comme l'eczéma, les dartres et même l'herpès, avec la douce-amère. On fait bouillir 20 g de tiges séchées et coupées en morceaux dans un litre d'eau jusqu'à réduction d'un tiers. Puis, on filtre et on en boit une à deux petites tasses par jour. »

Michel O. de Saint-Jean-de-Védas

Les tiges grimpantes de la douce-amère qui aime les haies et le bord des ruisseaux, récoltées en mai-juin ou à la fin de l'été, sont en effet réputées pour leur efficacité en cas d'affections cutanées. Attention à ne pas dépasser deux petites tasses par jour car, au-delà, la plante peut entraîner des nausées. Cette décoction donne également de très bons résultats en cas de rhumatismes.

La lavande, en cas d'eczéma sec

Quand l'eczéma se manifeste par une sécheresse extrême de la peau, l'huile de lavande est souvent très efficace. Il faut mettre une poignée de feuilles fraîches de lavande dans un litre d'huile d'olive, dans un bocal transparent exposé au soleil. Laissez macérer ainsi pendant deux ou trois jours puis passez en exprimant bien les sucs des fleurs. Remettez une nouvelle poignée de fleurs, attendez deux ou trois jours et exprimez à nouveau. Faites ceci trois ou quatre fois de suite, jusqu'à ce que l'huile soit très parfumée. Appliquez sur la peau en massages légers.

Le lin dans le bain

« Pour adoucir la peau de ma fille de trois ans qui, par moments, est couverte d'eczéma, je lui donne un bain aux graines de lin : je mets 50 g de graines dans un litre d'eau froide. Je fais chauffer et je laisse bouillir deux minutes avant de retirer du feu. J'ajoute tout simplement à l'eau du bain. »

Jennifer M. d'Amiens

Vous pouvez aussi utiliser cette décoction en compresses sur la peau.

L'orme, en interne et en externe

À la fois astringente, dépurative et anti-inflammatoire, l'écorce d'orme est tout à fait indiquée en cas d'eczéma. On récolte en réalité la seconde écorce, au printemps, sur des rameaux de deux ans, que l'on fait ensuite sécher. La préparation est la même pour l'usage interne ou l'usage externe : il s'agit d'une macération-décoction. Il faut faire tremper l'écorce pendant un quart d'heure dans l'eau puis porter à ébullition et laisser bouillir 10 minutes. Filtrez et laissez infuser encore 10 minutes. Pour la tisane, comptez 30 g par litre, une tasse avant chaque repas. Pour la lotion à utiliser en compresses, comptez 100 g par litre.

Sage pensée sauvage

Fortement dépurative, la pensée sauvage est, avec la bardane, très conseillée en cas d'acné, l'une des plantes les plus efficaces en cas de dermatoses. Contre l'eczéma, on l'emploie sous forme de décoction à boire à raison de trois à quatre tasses par jour et à mettre sur la peau en compresses. Il faut récolter cette petite violette tricolore au moment de la floraison et la laisser sécher à l'ombre. On utilise la plante entière, séchée (même avec les racines) : faites tremper 50 g dans un litre d'eau froide pendant deux heures puis mettez à chauffer sur feu doux. Éteignez aux premiers bouillons puis laissez infuser dix minutes avant de filtrer.

De l'argile sur l'eczéma suintant

« J'ai une peau redoutable, qui se couvre par endroits d'eczéma rapidement suintant. Pour calmer tout ça très vite, j'utilise des cataplasmes d'argile : je mets de l'argile en poudre diluée en pâte sur les zones malades et j'attends 20 minutes avant de laver. »

Roselyne Q. de La Rochelle

L'argile apaise et accélère la cicatrisation. En cas d'eczéma infecté, alternez avec des compresses imprégnées de décoction de buis (40 g par litre à faire bouillir 10 minutes).

Pour l'eczéma sec

Hydratez votre épiderme en appliquant de l'huile d'amande douce.

Le cataplasme de haricots

« Si vous avez de l'eczéma et que ça vous gratouille, mangez des haricots secs ! Il suffit d'en faire un peu plus que nécessaire et d'utiliser le reste du repas pour vous faire un cataplasme. Vous écrasez les haricots en purée et vous appliquez. Quand la gratouille est passée, rincez en douceur à l'eau tiède et passez votre crème habituelle. »

Monique M. de Marseillan

La farine de haricot est un excellent apaisant en cas de démangeaisons. Il est vrai qu'il est plus facile de faire cuire des haricots que de se procurer de la farine et c'est tout aussi efficace.

Le bain de son

Faites bouillir 1 kg de son dans 5 litres d'eau pendant 10 minutes. Filtrez et ajoutez à l'eau du bain. Le son adoucit la peau et calme les démangeaisons. Vous pouvez aussi mettre le son dans un sac de tissu fin et le plonger ainsi directement dans l'eau du bain.

ENTORSE

Les glaçons

Si vous vous tordez la cheville ou le poignet, enveloppez des glaçons dans une serviette ou dans un torchon et appliquez sur l'articulation douloureuse. Conservez jusqu'à ce que la douleur soit anesthésiée par le froid (et que vous ne supportiez plus le froid). Si vous ne retrouvez pas immédiatement votre mobilité, la consultation médicale s'impose.

Le cataplasme de pâquerettes

« J'ai bénéficié un jour des talents de guérisseuse de ma grand-tante. En faisant une partie de balle aux prisonniers, je me suis tordu la cheville. De retour chez ma grand-tante,

celle-ci m'a soigné avec un cataplasme de pâquerettes ! Elle a pilé des fleurs de pâquerettes, me les a mises autour de la cheville et a entouré tout ça d'une bande. Le lendemain, j'étais sur pied ! »

Sébastien I. de Paris

Ce cataplasme est aussi employé avec succès en cas de coups et de bosses.

Les compresses de verveine

Faites bouillir 20 g de verveine dans un demi-litre d'eau pendant 10 minutes. Laissez infuser 10 minutes. Appliquez cette décoction en compresses sur l'endroit douloureux.

ÉNURÉSIE (PIPI AU LIT)

La fougère

« Mon enfant de huit ans faisait pipi au lit jusqu'à ce que j'applique la recette d'une grand-mère : glisser entre le drap-housse et le matelas une épaisse couche de fougère. Depuis que j'ai fait ça, on n'a plus vu un pipi au lit ! »

Martine V. de Brest

On utilise de préférence la fougère mâle, la plus commune (*Polystichum filix mas*).

La teinture-mère de cyprès

Au moment du repas du soir, 10 à 15 gouttes de teinture-mère de cyprès dans un peu d'eau peuvent éviter les fuites nocturnes.

Le varech

Garnir le matelas de varech sec, et l'enfant ne fera plus pipi au lit.

La recette du docteur Jarvis

Le docteur Jarvis, médecin de campagne dans l'État du Vermont, près du Canada, décida au début de ce siècle d'étudier les effets de la médecine populaire afin d'en finir avec les croyances et de faire place à la réalité. Il étudia sérieusement les vertus du miel et du vinaigre et préconisait cette recette en cas d'énurésie : « Donner une cuillère à café de miel aux enfants avant de les coucher : le miel calme le système nerveux et retient pendant le sommeil l'eau qui est en excès dans l'organisme. »

À Bergerac, l'huile de noix

C'est à Bergerac que le docteur Valnet a appris cette méthode pour lutter contre l'énurésie : chaque soir, donnez à votre enfant une tranche de pain grillé imbibée d'une cuillère à café d'huile de noix. Il fait état de ses statistiques personnelles : une modeste étude sur neuf enfants entre huit et dix ans, et cinq succès obtenus. Cela fait quand même 55 % d'efficacité.

f

FATIGUE

Ouvrons les fenêtres !

« Au bureau, à chaque fois que je sens monter le stress ou venir la fatigue, j'ouvre la fenêtre en grand et je prends une dizaine de respirations, comme un bol d'air, même en plein hiver. À la maison, je me couche par terre, sur le dos, et je reste ainsi deux ou trois minutes. Ces techniques simples suffisent le plus souvent à me requinquer. »

Marc W. de Niort

En prenant de grandes respirations d'air frais, vous donnez un bol d'oxygène salutaire à votre cerveau. Et en vous laissant aller à vous coucher, vous décontractez vos muscles et chassez les tensions.

Bain au romarin

Tonique et réputé aphrodisiaque, le bain au romarin vous permet de bénéficier sans risque des nombreuses vertus de l'huile essentielle de romarin. Il suffit de diluer trois gouttes d'huile essentielle de romarin dans une cuillère à soupe de lait en poudre et de mettre ce mélange sous le robinet. Restez un quart d'heure dans le bain et ne vous lavez pas si vous voulez une meilleure efficacité.

La spiruline

Riche en protéines et pauvre en calories, la spiruline est un aliment aux qualités nutritives impressionnantes. Cette algue microscopique contient 70 % de protéines riches en acides aminés essentiels, des sels minéraux (magnésium, calcium, phosphore et potassium), des vitamines E, B1, B2, B3, B5, B6, B12 (4 fois plus que le foie de veau) et surtout, de la provitamine A (autant dans 10 g de spiruline que dans 14 œufs), du fer directement assimilable (40 fois plus que dans les épinards), ainsi que des acides gras essentiels.

On trouve de la spiruline sous diverses formes (comprimés, gélules, barres, etc.) et l'importance réside dans le dosage des produits que l'on choisit.

Le vin de fenouil

« J'ai toujours à la cave un digestif dont je bois un petit verre à chaque fin de repas dès que je sens venir la fatigue (aux changements de saison par exemple). Pour le faire, il suffit de mettre à macérer 50 g de graines de fenouil dans une bouteille de bon bordeaux pendant 10 jours. Ensuite, on filtre et on rebouche. C'est délicieux et, d'après ma mère qui le préparait déjà il y a longtemps, c'est également un très bon remède contre l'anémie. »

Gustave G. de Paris

Le bon bordeaux est riche en oligo-éléments et le fenouil est tonique et digestif ! Attention cependant à choisir un vin de très bonne qualité sinon vous risquez de remplacer la fatigue par des maux de tête !

Thym et romarin

Ces deux plantes agissent aussi bien contre la fatigue physique qu'en cas de surmenage intellectuel. Le plus simple est de les utiliser en tisane ou sous forme d'huile essentielle, à raison de 3 à 4 gouttes (de l'une ou l'autre huile essentielle) trois fois par jour dans du miel.

Ça baigne dans la bruyère
« J'ai une recette infaillible pour vous remettre sur pied après une grippe ou un marathon : le bain de bruyère. Faites bouillir 500 g de plante dans 3 litres d'eau pendant un quart d'heure, filtrez et ajoutez à l'eau de votre bain. Vous en ressortirez tonique et bien moins courbatu que vous ne l'étiez avant d'y entrer. »

Raymond Y. de Brive-la-Gaillarde

Surtout indiqué en cas de convalescence ou de fatigue physique, le bain de bruyère agit sur le tonus musculaire. Vous pouvez remplacer la bruyère par du thym (en fonction des disponibilités).

Le vin de gentiane
Faites macérer 40 g de racine de gentiane pendant deux semaines dans un litre de bon vin blanc. Filtrez. Buvez un demi-verre avant chaque repas.

Le quinquina qui requinque
« Je vais peut-être paraître un peu vieux jeu à vous parler du quinquina, mais, vraiment, ça fait cinquante ans que je l'utilise, et je suis de plus en plus convaincu que je lui dois ma forme olympique ! Voici ma recette : dans une bouteille de vin blanc doux, faites macérer 15 g d'écorce de quinquina pendant trois jours. Filtrez. Prenez un demi-verre en apéritif, midi et soir. »

Gaston R. de Toulouse

Il n'y a rien de vieux jeu à vanter les mérites du quinquina qui a bien résisté à l'arrivée des nombreux médicaments anti-fatigue. C'est un remontant et un anti-grippe qui ne démérite pas et qui n'a aucune raison de passer aux oubliettes !

FIÈVRE

La fièvre n'est que le signe du combat de l'organisme contre un virus, un microbe… Si elle dure, il faut sans hésiter consulter son médecin. Quelques trucs permettent, quand elle est bénigne, de la « faire tomber ».

Tisane d'eupatoire

Faites infuser deux cuillères à café d'eupatoire dans une tasse d'eau bouillante pendant un quart d'heure. Buvez, au besoin, une tasse toutes les demi-heures.

L'oignon dans un plastique

« Dussé-je passer pour le sorcier de service ou pour un vieux radoteur, je ne peux résister au plaisir de vous faire connaître une recette de grand-mère provençale (une de plus…). En cas de forte fièvre ascendante chez un enfant (10 mois/6,7 ans), hacher finement 3 ou 4 gros oignons ordinaires ou blancs et confectionner un emplâtre copieux autour des pieds de l'enfant, l'emplâtre maintenu dans un linge à l'intérieur d'un sac plastique. Évidemment, le parfum que dégage cette préparation ne rappelle que d'assez loin Chanel N° 5, Jolie Madame ou L'air du temps… Mais, pour avoir effectué cette "manip" sur mes propres enfants, j'ai chaque fois constaté une baisse de température spectaculaire en moins de deux heures. Comment ça marche ? Mystère ! Ce qui n'empêche pas, d'ailleurs, d'aviser un toubib ! »

Henry P. de Cannes

FRACTURES

La consoude ressoude

« Il y a vingt ans, à la suite d'un accident de vélo, je me suis retrouvée avec une double fracture tibia et péronée. Les médecins étaient inquiets parce que les os ne se réparaient pas à la vitesse espérée. Une amie m'a parlé de la consoude et m'en a

apporté des racines fraîches. Je m'en suis fait des cataplasmes et les résultats ont été si éloquents que les médecins n'ont encore rien compris à mon cas ! »

Solange X. de Tournus

La consoude ou grande consoude a la réputation de cicatriser non seulement les plaies mais aussi de consolider les os. On utilise le rhizome frais qui contient un mucilage visqueux en appliquant directement sa pulpe broyée sur les plaies quand il est frais. Lorsque l'on n'a que de la consoude sèche, on utilise de la macération en compresse : 100 g de racines sèches à faire bouillir dans 1/2 litre d'eau puis à laisser macérer toute la nuit. En usage interne, on peut boire deux à trois tasses par jour d'une macération (même recette) deux fois moins concentrée.

La prêle en usage interne

En 1972, un confrère du docteur Valnet lui écrivait cette lettre : « Mon cher confrère, je voudrais vous demander un conseil, ayant beaucoup apprécié le bon sens et l'ouverture d'esprit avec lesquels vous envisagez la médecine. Je suis actuellement atteint d'une fracture multifragmentaire du fémur (...), condamné à plusieurs mois d'immobilité au lit... » En réponse, le docteur Valnet a prescrit à ce confrère de la poudre de prêle, à raison de 3 g aux deux principaux repas. Moins d'un mois plus tard, les chirurgiens de ce malade ne comprenaient pas la rapide consolidation de la fracture observée à la radiographie, alors que, jusqu'à présent, ils étaient préoccupés par la non-amélioration des choses... Un an et demi passa avant que le médecin malade écrive à nouveau au docteur Valnet : « Je peux vous confirmer que la fracture dont je souffrais en 1972 a parfaitement guéri. Comme traitement, j'avais eu uniquement la prêle et des applications locales de consoude. »

g

GERÇURES ET ENGELURES

La menthe

Pour apaiser les engelures, appliquez en compresse une infusion de feuilles de menthe.

Engelures au citron

« Je suis sujette aux engelures et c'est l'une de mes angoisses avant d'aller aux sports d'hiver. Fin décembre, un vieux montagnard m'a donné son truc. Je l'ai essayé, ça marche. Tous les matins, il faut boire le jus de deux citrons (sucré et dilué ou non). Et se frotter les doigts des pieds et des mains avec le reste de la pulpe. »

Françoise C. de Vertou

Céleri bouilli

Si vous appréciez les branches et feuilles de céleri et les faites blanchir avant de les servir en gratin ou en simples légumes assaisonnés, ne jetez pas le jus de cuisson dans lequel elles ont bouilli. Versez-le dans un flacon et frottez-vous-en les mains quand vous rentrez de promenade : vous ferez disparaître très vite vos engelures.

Le bulbe de lis en cataplasme

À l'automne, les jardiniers prélèvent les bulbes des lis qui ont fleuri l'été précédent, pour les mettre à l'abri. Vous pouvez aussi les « sacrifier » pour vos extrémités ! Une recette traditionnelle donne de bons résultats pour soigner à la fois les gerçures et les engelures : faites bouillir deux bulbes dans du lait auquel vous ajoutez une cuillère à soupe de farine. Lorsque les bulbes sont cuits, écrasez en une pâte. Appliquez tiède sur votre épiderme et laissez en place jusqu'à complet refroidissement. Recommencez une ou deux fois dans la journée.

La pomme de terre, c'est tout simple

Également souveraine pour soigner engelures et gerçures, la pomme de terre crue s'emploie en cataplasme. Il faut la râper aussi finement que possible et la mettre à même la peau puis maintenir avec un bandage. Laissez agir une demi-heure à une heure.

Les graines de coing

« En hiver, j'ai vite le bout des doigts rugueux, parfois des crevasses apparaissent même autour de mes ongles et c'est extrêmement douloureux. Heureusement, j'ai la solution pour que tout rentre dans l'ordre : je pile une poignée de graines de coing (je les garde toujours à la saison des coings et les fais sécher dans mon grenier) et je les mets dans un demi-verre d'eau tiède. Quand ils sont comme dilués, que ça fait une pâte, j'applique sur mes crevasses. »

Clémence T. de Joigny

Cette préparation aux graines de coing était employée avant la brillantine pour plaquer les cheveux de ces messieurs… Il s'agit en fait d'une macération adoucissante très efficace contre les engelures et les gerçures, en particulier les gerçures des seins provoquées par les tétées.

Des feuilles de carotte en décoction

Autre recette très efficace pour soigner les extrémités sensibles au froid, la décoction de feuilles de carotte est utilisée comme le jus de cuisson du céleri. Il faut faire bouillir les fanes pendant un quart d'heure, laisser infuser 10 minutes puis filtrer. Frottez mains et pieds avec cette lotion qui, par ailleurs, est très efficace en gargarismes pour chasser les aphtes !

L'onguent populéum aux bourgeons de peuplier

Cette pommade très ancienne a longtemps été utilisée pour apaiser les brûlures, calmer les hémorroïdes, soulager les douleurs articulaires et... soigner les gerçures. On la prépare en faisant bouillir à feu doux pendant deux heures 100 g de bourgeons de peuplier fraîchement cueillis dans 30 cl d'eau. Il faut ensuite ajouter 200 g de saindoux puis remettre sur le feu et attendre que toute l'eau soit évaporée. Filtrez ensuite à travers une passoire et mettez dans un pot bien bouché. Dès que votre peau montre des signes de sécheresse, massez-la avec cet onguent.

GOUTTE

La feuille de cassis

Dès le XVIe siècle, plusieurs auteurs décrivaient déjà l'activité diurétique de la feuille de cassis et son efficacité contre les rhumatismes. Elle favorise l'élimination des toxines qui encombrent les articulations. Mettez 40 g de feuilles fraîches dans un litre d'eau. Faites chauffer et retirez du feu dès le début de l'ébullition. Laissez infuser 10 minutes. Buvez-en trois à quatre tasses par jour, entre les repas. Si vous ne disposez que de feuilles sèches, laissez-les tremper pendant une heure dans le litre d'eau avant de faire chauffer.

Ail du matin, pas chagrin

« Gros mangeur de viande rouge, j'avais jusqu'à l'année dernière plusieurs crises de goutte par an, à me rouler par terre ! Quand il a compris que j'aurais beaucoup de mal à changer mes habitudes alimentaires, mon médecin m'a conseillé de manger chaque matin une ou deux gousses d'ail. J'en mange deux par sécurité et, je touche du bois, depuis que je fais ça, je n'ai plus de crise de goutte. »

Alain C. de Paris

Même si la recette est efficace, il serait souhaitable que vous freiniez votre consommation de viande rouge (ne serait-ce que pour leur richesse en graisses animales !). Et pour ceux qui ont peur d'avoir une haleine forte toute la journée, croquez, après l'ail, une pomme, du persil ou quelques grains d'anis ou de cumin.

La racine de bardane

Les fruits hérissés de petits crochets de la bardane font la joie des enfants qui se les envoient, mais font crier les mamans qui doivent en débarrasser ensuite les vêtements… On utilise sa racine, récoltée de préférence en automne, lorsqu'elle concentre la meilleure proportion de principes actifs. Lavez bien les racines pour les débarrasser de toutes traces de terre puis coupez-les en rondelles. Mettez-les dans une casserole émaillée ou une théière et versez dessus 75 cl d'eau bouillante. Laissez refroidir. Filtrez et ajoutez un demi-litre de lait et trois bonnes cuillères à soupe de miel liquide. Buvez cette tisane en deux fois : une moitié le matin, l'autre moitié le soir.

Vous pouvez aussi faire cuire une poignée de feuilles fraîches dans un peu d'eau et les appliquer froides sur vos articulations douloureuses. Maintenez une à deux heures avec un bandage.

Le cataplasme de violettes au vinaigre

« Pour calmer mon gros orteil qui a tendance à gonfler au printemps, j'utilise les feuilles de violette. J'en écrase une bonne poignée et je les fais cuire dans du vinaigre. J'emballe mon gros orteil de feuilles humides et je mets un bandage. Je garde le bandage deux heures environ et quand je la retire, ça va bien mieux. »

Henri H. de Boulogne

Cette recette est également efficace sur les articulations en cas de rhumatismes.

L'eau de bouleau

Facile à reconnaître avec son tronc blanc, le bouleau sécrète une « eau » dont les gens de la campagne font provision au printemps pour ne pas souffrir de rhumatismes ni de goutte tout au long de l'année... On peut se faire, plus simplement, une « eau de bouleau » très efficace avec des feuilles sèches récoltées au printemps. Jean Palaiseul conseille d'en mettre 40 g dans un litre d'eau et de faire chauffer. Laissez bouillir à feu doux pendant trois minutes puis retirez du feu. Quand la température de l'eau atteint 40° C environ, ajoutez une pincée de bicarbonate de soude. Laissez infuser deux heures puis filtrez. Buvez trois à quatre tasses de cette tisane par jour.

La feuille de noyer

Bodart, auteur du *Cours de botanique médicale* au début du XIXe siècle, s'étonnait, comme plus tard le professeur Binet il y a quelque quarante ans, de ce que le noyer, remède populaire à l'efficacité reconnue, soit ainsi oublié par la science ! Car sa feuille fait depuis des siècles partie des pharmacopées familiales. On l'utilise aussi bien pour lutter contre l'anémie, les maladies de peau, les affections pulmonaires, la transpiration excessive et le diabète que pour chasser les rhumatismes et la goutte.

On prépare pour cela les feuilles en décoction : mettez

20 g de feuilles sèches dans un litre d'eau et laissez macérer à froid pendant deux heures. Faites chauffer doucement jusqu'à l'ébullition, laissez bouillir 2 minutes puis retirez du feu et attendez 10 minutes avant de filtrer. Prenez deux à trois tasses de cette tisane par jour.

La saponaire, pour un grand nettoyage

« C'est un ami qui m'a dit que je me débarrasserais facilement de ma goutte si j'étais capable d'avaler de la décoction de saponaire. C'est parti comme une boutade, mais j'ai suivi son conseil et je dois dire que, depuis, ma goutte me laisse tranquille. »

Bernard J. de Deauville

Appelée aussi herbe au savon, la saponaire porte bien son nom : employée en guise de savon, elle nettoie parfaitement le linge ; en décoction, sa racine chasse les toxines et fait un véritable « nettoyage » de l'organisme. On l'utilise pour accélérer la guérison après les maladies infectieuses, contre les dermatoses, les troubles du foie, la bronchite, l'obésité, la goutte et les rhumatismes. Il faut la laver soigneusement et la faire sécher puis la couper en petits morceaux. Comptez 40 g pour un litre d'eau froide. Faites chauffer et laissez bouillir 5 minutes. Filtrez immédiatement. C'est très important car, si vous laissez la plante infuser, elle risque de provoquer des effets secondaires fort désagréables : sécheresse de la bouche, tremblements... Buvez-en deux tasses par jour, une demi-heure avant les repas midi et soir.

L'écorce de sureau

À prélever quand les feuilles tombent, l'écorce de sureau est particulièrement efficace lorsqu'elle est employée fraîche pour chasser les toxines des articulations. Grattez au couteau la mince pellicule grisâtre qui recouvre les jeunes branches et prélevez l'écorce verte située en dessous. Jetez-en une poignée dans un demi-litre d'eau froide. Faites chauffer et laissez bouillir jusqu'à réduction de moitié. Buvez votre demi-litre le matin à jeun.

Le sirop de verge d'or

« Sujette aux infections urinaires, je me soigne habituellement avec du sirop de verge d'or que j'ai donc toujours en réserve. Je le prépare en mettant 50 g de plante dans un demi-litre d'eau froide que je fais chauffer et que je laisse bouillir pendant 10 minutes. Je laisse macérer toute une nuit et, le matin suivant, je filtre. J'ajoute 100 g de sucre en poudre, je remets sur le feu et je touille jusqu'à obtenir un sirop. Pour mes infections urinaires, j'en prends deux cuillères à café par jour pendant 10 jours par mois. Et mon mari, très handicapé par des crises de goutte, est ravi ! Car un ami nous a dit que ce sirop pouvait aussi soigner la goutte. Résultat : nous prenons tous les deux notre sirop 10 jours par mois. Je n'ai plus d'infections urinaires et lui n'a plus de goutte ! »

Lucienne H. de Mâcon

Les sommités fleuries de la verge d'or, récoltées en été puis séchées, sont de véritables draineurs de l'organisme, utiles contre les problèmes de voies urinaires, la goutte et même l'arthrite.

GRIPPE

L'eucalyptus

Chasser les virus et microbes de votre maison avec une fumigation (10 g de feuilles pour 1 litre d'eau) : laissez bouillir pour que la vapeur se disperse dans la maison. En inhalation, retirez du feu, respirez en mettant votre visage au-dessus de la casserole en cas de problèmes respiratoires ou de grippe.

Le sureau souverain

« Je ne laisse jamais un rhume ou une grippe me clouer au lit ! Et pour ça, j'ai une recette imparable. Dès les premiers signes, j'avale une infusion de fleurs de sureau : une cuillère à soupe infusée 10 minutes dans une bonne tasse d'eau bouillante, et je me couche sous une grosse épaisseur de couvertures. Résultat : une bonne suée et les microbes me laissent tranquille ! »

Gustave F. de Nancy

Les fleurs de sureau sont à la fois anti-fièvre et anti-grippe. On trouve des fleurs de sureau sèches dans les magasins de produits naturels. On peut aussi les récolter au mois de juin, les faire sécher et les garder toute l'année dans une boîte en carton.

La teinture d'échinacée

Mettez à macérer une partie de racine fraîche finement coupée dans une partie d'alcool à 60° et une partie d'eau distillée pendant deux semaines en agitant deux fois par jour. Filtrez, versez dans une bouteille de verre coloré et conservez au frais à l'abri de la lumière.

Les doses habituelles varient de 5 à 60 gouttes dans un peu d'eau, 4 fois par jour.

L'oignon tueur de virus

« Quand la grippe commence à sévir dans la région, chacun fait provision d'oignons ! Dès les premiers signes (fatigue, courbatures, fièvre...), on se prépare la potion magique : on laisse tremper deux oignons coupés en petits morceaux dans un demi-litre d'eau. Et on prend un verre de ce breuvage après le déjeuner et un autre au moment de se coucher. »

Georges K. de Valence

L'oignon contient une puissante huile essentielle à la fois anti-virale et antiseptique.

L'homéopathie

Essayez Oscillococcinum®, vendu en pharmacie : une dose par semaine en traitement préventif ou une dose dès les premiers symptômes, puis toutes les quatre heures, pour faire avorter la grippe.

Le bain de pieds sinapisé

La bonne vieille moutarde de nos grands-mères est toujours d'actualité en cas de grippe mais aussi de bronchite. Essayez-la en bain de pieds en délayant 150 g de farine de moutarde dans un peu d'eau froide. Laissez reposer un quart d'heure puis ajoutez cette pâte à 4 litres d'eau chaude (38° C environ). Il ne faut pas que la température de l'eau dépasse 40° C car elle rendrait alors inopérante la moutarde.

La recette des Gitans

Buvez 4 litres de jus d'orange pur dans la journée, à raison d'un verre tous les quarts d'heure.

Le cataplasme de raifort

Râpez de la racine fraîche de raifort et étalez cette pulpe sur le torse.

L'infusion de tilleul

La renommée du tilleul pour soigner la grippe est telle qu'en 1957, une grande épidémie en France en a fait passer la consommation de 400 à 500 tonnes. Il suffit de mettre une cuillère à soupe de fleurs dans une tasse d'eau bouillante et de laisser infuser 10 minutes avant de filtrer et de boire. N'hésitez pas à en prendre trois ou quatre tasses par jour.

Quand la grippe traîne

« Quand vous n'arrivez pas à vous remettre d'une grippe et qu'elle vous laisse sur les rotules, faites une monodiète : mangez 500 g à un kilo de pommes crues râpées pendant deux ou

trois jours, à l'exclusion de toute autre nourriture. Vous serez vite sur pied. »

Robert M. de Bollène

Ce jeûne amélioré, en mettant le système digestif au repos, peut en effet permettre à l'organisme de retrouver des forces. Ne le prolongez cependant pas trop longtemps, sinon la fatigue reviendra.

h

HÉMORROÏDES

Le chou

Prenez quelques feuilles de chou vert, retirez-en les nervures, mettez-les les unes sur les autres et écrasez-les avec un rouleau à pâtisserie. Appliquez-les ensuite sur les hémorroïdes. C'est un antidouleur quasi immédiat.

Le bain circulatoire

« Jusqu'à mon premier accouchement, je ne savais pas ce qu'était une hémorroïde... mais le lendemain de l'accouchement, j'ai vite connu ma douleur ! Heureusement, ma sœur qui est pharmacienne m'a concocté un bain que j'ai pu prendre dès mon retour de clinique et qui m'a très vite soulagée. Voici la recette du bain. Dans une cuillère à soupe de lait en poudre, versez 5 gouttes de chacune des huiles essentielles suivantes : cyprès, sarriette, genévrier. Mettez sous le robinet de votre baignoire et restez un quart d'heure dans le bain (à 37 ou 38°). »

Estelle T. de Lille

L'oignon cuit

Faites cuire un oignon au four et appliquez sa chair, après l'avoir laissée refroidir, sur l'endroit malade.

La joubarbe
« Pour faire disparaître mes hémorroïdes, j'ai suivi le conseil de ma mère en appliquant des feuilles fraîches de joubarbe écrasées. J'en mettais plusieurs épaisseurs et je laissais agir deux ou trois heures. Évidemment, ce n'est ni très confortable ni très présentable, mais si efficace que ça vaut le coup de le faire ! »

Luc de Paimpol

Les feuilles de joubarbe calment aussi les irritations cutanées. La joubarbe (*Sempervirum tectorum*) est une plante grasse qui pousse un peu partout et que l'on trouve dans les jardineries comme plante de rocaille.

L'argile et le chou
Faites des cataplasmes d'argile froids pendant une à deux heures, en alternance avec l'application de feuilles de chou crues.

Décoction de myrtilles
Appliquez des compresses imprégnées de décoction de baies de myrtille (une poignée de baies pour un litre d'eau, à faire bouillir jusqu'à réduction de moitié).

Les compresses au cerfeuil
Faites infuser 60 g de cerfeuil dans un litre d'eau bouillante pendant un quart d'heure. Filtrez. Imprégnez des compresses de cette infusion et placez-les sur les hémorroïdes. Laissez agir une demi-heure à une heure.

La ficaire
On l'appelle couramment l'« herbe aux hémorroïdes », c'est tout dire ! Exprimez le suc de la plante avec un pilon et imbibez-en une compresse à maintenir sur les hémorroïdes. En interne, préparez une tisane en mettant une cuillère à soupe de racines dans 20 cl d'eau froide.

Faites chauffer et laissez bouillir une minute puis infuser un quart d'heure. Buvez-en deux tasses par jour.

La décoction d'écorce de noisetier

« J'adore les noisettes mais j'aime encore davantage mon noisetier depuis qu'il soulage mes hémorroïdes avec son écorce, grâce à une recette que m'a confiée mon oncle. Dans un litre d'eau, mettez 30 g d'écorce de noisetier coupée en morceaux. Faites bouillir 10 minutes. Filtrez. Laissez refroidir puis ajoutez un demi-litre d'alcool de grains. Imbibez des compresses de cette préparation et appliquez-les sur les hémorroïdes. »

Marianne R. de Montauroux

L'écorce de noisetier contient un principe astringent très efficace contre les hémorroïdes.

HÉPATISME (FOIE PARESSEUX)

Eau d'artichaut

Lorsque vous faites cuire des artichauts, gardez l'eau de cuisson pour en faire un potage.

Le Desmodium adscendens

« De retour d'un voyage en Afrique, j'ai été pris de fatigue étrange, de nausées... Le médecin a tout de suite diagnostiqué une hépatite. Il n'y avait pas grand-chose à faire si ce n'est s'armer de patience jusqu'au retour de la grande forme... Et ce n'est pas mon genre, la patience ! C'est pourquoi je suis allé voir un ami pharmacien et il m'a conseillé de prendre du desmodium. En une semaine, j'étais en pleine forme ! »

Arnaud E. de Montauban

Une thèse de pharmacie effectuée à la faculté de Tours en 1994 a démontré l'effet protecteur du desmodium sur le foie. De nombreuses expériences ont par ailleurs démontré que la plante jouait un rôle très important en cas d'hépatite toxique, due à l'intoxication par une substance chimique (intoxications médicamenteuses, alcool, effets secondaires de la chimiothérapie...). En cas d'hépatites virales aiguës (A, B ou C), le desmodium chasse les principaux symptômes (jaunisse, perte d'appétit, fatigue) en une à deux semaines et fait baisser très rapidement le taux de transaminases (substances dont l'élévation du taux marque l'atteinte du foie). Un médecin, après avoir étudié le desmodium au Cameroun pendant cinq ans auprès de tradipraticiens, a noté scrupuleusement les résultats obtenus auprès de ses patients. De tous les malades guéris d'une hépatite virale aiguë, qu'il a continué à suivre, aucun n'a évolué vers la phase chronique (c'est ce qui est à craindre en cas d'hépatite virale) : peut-être le desmodium y est-il pour quelque chose mais le recul n'est pas suffisant pour l'affirmer. Amené à traiter des patients atteints d'hépatite C chronique, ce médecin a pu constater une amélioration des transaminases et de leur état clinique dans 70 % des cas avec un traitement au desmodium.

Le *Desmodium adscendens* est aujourd'hui commercialisé en France sous forme de complément alimentaire. Il faut être vigilant : il doit bien s'agir de *Desmodium adscendens* (car il y a 34 variétés différentes de desmodium) et la posologie habituelle est de 10 g par jour. Faites donc attention aux dosages des produits que vous achèterez car, s'il s'agit de gélules dosées à 500 mg par exemple, 20 par jour seront nécessaires.

La feuille d'artichaut

Ce que vous dégustez avec une vinaigrette, c'est la bractée de l'artichaut... Mais ce qui stimulera votre foie, c'est la feuille. Excellent draineur hépatique et biliaire, elle entre dans la composition de nombreux remèdes pharmaceutiques. Le docteur Valnet conseillait de boire l'eau de cuisson des artichauts (provenant de l'agriculture biologique, il va sans dire...) ou de l'utiliser dans la préparation de potages. Très riche en sels minéraux, elle a fait l'objet de nombreux travaux démontrant son efficacité en cas d'insuffisance hépatique. Attention toutefois : elle est déconseillée en cas d'arthrite et d'infections urinaires.

Le chardon-Marie

« Longtemps, j'ai été un buveur impénitent. J'en ai perdu ma femme et mon emploi. Mon foie aussi en a beaucoup souffert. Heureusement, aujourd'hui, grâce à ma nouvelle compagne d'origine allemande, je suis en meilleure santé. Je ne bois plus et je régénère les cellules de mon foie avec des gélules de chardon-Marie, une plante que les Allemands connaissent bien et utilisent en cas de cirrhose. »

Jean-François B. de Strasbourg

L'action de ce chardon, qui aime les sols en friche bien ensoleillés, sur la protection des cellules hépatiques a largement été démontrée scientifiquement. Non seulement il protège les cellules du foie, mais il stimule leur renouvellement. On l'emploie pour soigner les hépatites (il semble plus efficace pour les hépatites virales aiguës que dans le cas de maladies chroniques), en cas de cirrhose et pour limiter les effets secondaires de la chimiothérapie. On trouve le chardon-Marie sous forme de gélules à avaler. Les dosages, comme pour le desmodium, doivent être assez élevés pour une réelle efficacité dans les troubles graves du foie. Bien évidemment, s'il s'agit simplement de régénérer son foie après quelques excès, quelques gélules suffiront.

Le pissenlit

J. Brel disait du pissenlit qu'il assurait « l'essorage de l'éponge hépatique ». C'est en effet un draineur hépatobiliaire bien connu. On emploie à la fois les racines et les feuilles. Il suffit de les laver et de les couper, puis de les faire bouillir pendant 2 minutes à raison d'une poignée de feuilles et racines par litre d'eau. On laisse ensuite infuser 10 minutes avant de filtrer. Le fameux J. Brel qui le considérait comme une quasi-panacée conseillait trois tasses par jour, avant les repas. Le docteur Valnet, quant à lui, préconisait de faire une cure de pissenlit dès la saison venue et de ne pas mettre de côté les boutons floraux, qui se mangent dans la salade au même titre que les baies de genièvre dans la choucroute.

HERPÈS

Boutons à l'ail

« Je vous indique un remède simple et très efficace à appliquer sur les boutons de fièvre dès que l'on ressent les premiers picotements : on frotte avec une gousse d'ail. Cela évite l'apparition des vésicules et arrête l'évolution. »

Mme D. R. d'Argent-sur-Sauldre

Les effets antiviraux de l'ail sont sans doute responsables de cette efficacité. Toujours est-il qu'il faut être assez courageux pour se mettre de l'ail sur la bouche au risque de choquer quelques nez dans la journée.

Suc de rhubarbe

« Pour faire l'économie de crèmes et pommades de toutes sortes pour soigner ses boutons de fièvre, il suffit, dès les premiers symptômes, d'appliquer un morceau de branche de rhubarbe fraîchement coupée. En quelques heures, l'herpès aura disparu (jusqu'à la prochaine fois). Je pratique ce traitement avec succès depuis de longues années et quelques-uns de mes amis s'en trouvent satisfaits. »

Guy M. de Paris

HOQUET

L'huile essentielle d'estragon

Mâchez un peu d'estragon ou bien prenez une à deux gouttes d'huile essentielle d'estragon sur un sucre. Le résultat est immédiat. Le docteur Valnet regrettait que ce truc très simple ne soit pas conseillé à toutes les personnes souvent confrontées au hoquet.

Mie de pain

Mangez une boulette de mie de pain.

Respiration

Retenez votre respiration de manière prolongée pour immobiliser votre diaphragme.

Croyance…

« Pour faire passer votre hoquet, buvez un grand verre d'eau froide en maintenant sur votre front le manche d'un couteau dont la lame trempe dans le verre. »

Gérard L. d'Ajaccio

Sucre vinaigré

« Pour faire cesser le hoquet, faites tremper un sucre dans du vinaigre de vin et mangez-le. Dans la famille, cette technique fait des miracles ! »

Andrée K. de Belfort

Mariage de doigts

Appuyez l'auriculaire de la main gauche sur le pouce de la main gauche, et faites de même à droite. Tenez ainsi une à deux minutes.

L'alcool de lavande

Faites macérer 100 g de fleurs de lavande dans 50 cl d'alcool de fruit pendant un mois. Filtrez. En cas de hoquet, prenez un sucre imbibé de cet alcool. Vous pouvez aussi l'utiliser pour désinfecter les plaies ou en friction de la poitrine en cas de bronchite.

HYPERTENSION

La recette du docteur Mazet

Mettez une vingtaine de feuilles d'olivier dans la valeur d'une bonne tasse d'eau chaude et faites bouillir le tout jusqu'à réduction de moitié. Filtrez et buvez chaud, sucré au miel, matin et soir.

L'aubépine

« Depuis que je bois chaque jour deux tasses de tisane d'aubépine, je me sens beaucoup mieux : non seulement je n'ai plus de palpitations, mais ma tension est devenue bien plus raisonnable. »

Sylvie C. de Champigny

Réputée contre les palpitations, les bourdonnements d'oreilles et les bouffées de chaleur, l'aubépine est également un bon régulateur de la pression artérielle. Faites une infusion de fleurs à raison d'une cuillère à café par tasse d'eau bouillante, infusée 10 minutes.

Le gui

Autre atout contre l'hypertension, le gui agit également contre les troubles de la ménopause et l'excès de nervosité. On utilise les feuilles (jamais les baies) à raison d'une pincée pour une tasse d'eau : faites bouillir et laissez infuser 10 minutes. À prendre à raison de deux tasses par jour entre les repas.

Pâquerettes

Employez les fleurs de pâquerettes en infusion à raison de deux tasses par jour et une cuillerée par tasse infusée 10 minutes.

Jus de pamplemousse

« Habitué à boire chaque jour un ou deux jus de fruit, j'ai constaté que depuis que j'ai suivi le conseil d'un ami en ne buvant plus que du jus de pamplemousse, ma tension a bien baissé. »

Olivier T. de Limoges

Ail macéré

Le soir, écrasez une gousse d'ail et laissez-la macérer dans un verre d'eau toute la nuit. Buvez le matin à jeun.

Du riz et des pommes

Riz et pommes sont à la base d'un régime anti-hypertension très efficace. Mettez-les le plus souvent possible à vos menus.

i

IMPUISSANCE

Le bain stimulant

Si vous manquez d'ardeur, faites confiance au romarin pour vous rendre tout votre entrain. Réputée pour ses vertus aphrodisiaques, l'huile essentielle de romarin vous livre ses bienfaits dans le bain. Il suffit d'en mélanger 20 gouttes à une cuillère à soupe de lait en poudre (ou de base pour bains vendue en pharmacies ou magasins de produits naturels) et de verser sous le robinet de votre baignoire. Restez un quart d'heure dans le bain (ne vous lavez pas pour bien laisser agir l'huile essentielle). Vous pouvez aussi, pour changer, mettre 10 gouttes d'huile essentielle de romarin et 10 gouttes d'huile essentielle d'ylang-ylang (elle est aussi réputée pour réveiller le désir).

L'infusion de berce

Dans une tasse, mettez une cuillère à café de plante (racine et feuilles en morceaux) et remplissez d'eau bouillante. Laissez infuser 10 minutes et filtrez. Buvez-en trois tasses par jour. Très efficace si votre faiblesse est liée au surmenage ou aux excès.

Le vin de cannelle

Faites macérer 60 g de cannelle et 30 g de vanille dans un litre de vin de Frontignan pendant 15 jours. Filtrez. Buvez un verre au moment du repas du soir.

Le schisandra

« Il y a quelques mois, j'ai lu un dossier vantant les mérites du schisandra en cas de pannes sexuelles. Je dois dire qu'après l'avoir essayé, je ne peux que remercier l'auteur de l'article qui me l'a fait connaître ! »

Marcel B. de Valence

Venu du nord-est de la Chine, le schisandra est une plante grimpante dont les baies séchées sont employées en Orient pour leurs nombreuses vertus : elles aident l'organisme à résister au stress, améliorent la lucidité, diminuent l'irritabilité et freinent la perte de mémoire. Mais c'est surtout pour ses vertus aphrodisiaques que le schisandra est connu. Il améliore la libido chez les hommes et est réputé pour augmenter les sécrétions sexuelles, chez l'homme comme chez la femme. En Chine, la tradition voulait que l'on utilise les baies de schisandra en en mastiquant chaque jour pendant 100 jours pour bénéficier de leurs vertus toniques. Chez nous, difficile de trouver des baies à savourer, mais on peut se procurer du schisandra sous forme de gélules à avaler.

Le vin de céleri

Mixez une bonne tête de céleri et mélangez la purée obtenue avec 4 à 5 cuillères à soupe de sucre roux en poudre. Couvrez le tout avec un litre de bon vin blanc et laissez macérer pendant deux jours. Prenez-en deux à trois verres par jour.

INFECTIONS URINAIRES

La myrtille anti-cystite

« Ma mère a débarrassé de leur cystite toutes les femmes du quartier en leur confiant sa recette : prendre 5 à 7 tasses de décoction de myrtilles chaque jour. Il suffit de mettre une cuillerée de baies par tasse d'eau, de faire bouillir 5 minutes puis infuser un quart d'heure. »

Laurence L. d'Albi

La myrtille est l'un des remèdes les plus efficaces contre le colibacille, souvent responsable de cystite. On peut aussi choisir d'en consommer le jus à raison de deux ou trois verres par jour.

Les radicelles de poireau

« En cas de cystite, faites infuser les racines (préalablement nettoyées) d'un gros poireau pendant un quart d'heure dans un bol d'eau bouillante. La brûlure disparaît dès le premier bol. Buvez-en plusieurs bols par jour. »

Huguette T. de Vic-en-Bigorre

La teinture de l'abbé Kneipp

Pour fabriquer celle-ci, il faut mettre, dans un bocal, deux ou trois poignées de baies de myrtille fraîches. Ajoutez deux ou trois clous de girofle, un bâton de cannelle, puis remplissez avec une eau-de-vie de fruit. Laissez macérer 15 jours avant de filtrer. On en prend une cuillère à café dans un verre d'eau chaude matin et soir.

La décoction de bugrane

La racine de ce petit arbrisseau est considérée comme l'un des meilleurs diurétiques végétaux. Si vous êtes courageux, vous pouvez la prélever (avec des gants !) et la mettre à sécher pour vous préparer une décoction idéale contre de nombreux troubles urinaires : cystite, calculs rénaux, prostatisme, rétention d'eau, et tous les problèmes liés généralement à une mauvaise élimination (goutte, arthrite, cellulite...). Préparez votre tisane (avec les racines de vos bugranes ou en les achetant en magasins de produits naturels ou pharmacies) avec 5 cuillères à soupe de racine séchée dans un litre d'eau froide. Faites bouillir à petit feu pendant 20 minutes puis infuser 5 minutes avant de filtrer. Buvez le litre dans la journée, par petites tasses (en faisant tiédir), sucrées avec du miel.

Du genièvre pour Geneviève

« C'est en lisant un guide d'aromathérapie que j'ai trouvé la solution à mes cystites récidivantes : deux gouttes d'huile essentielle de genévrier sur un sucre midi et soir. Les urines prennent l'odeur de la violette et, surtout, je n'ai plus de cystite depuis un bon moment. »

Geneviève V. de Loupiac

L'huile essentielle de genièvre est très bénéfique pour les voies urinaires, mais il ne faut surtout pas dépasser les doses, car elle est aussi très puissante. Vous pouvez aussi choisir la simplicité des baies de genièvre dans la cuisine. On les utilise souvent pour parfumer la cuisine, dans la choucroute par exemple. Ne les mettez pas sur le bord de votre assiette, croquez-les ! Car ce sont des remèdes universels depuis toujours dans les campagnes. On les conseille donc en cas de cystite, prostatite, calculs rénaux...

Pour lutter contre les infections urinaires, vous pouvez également les préparer en infusion : vous en mettez une cuillère à café dans une tasse et vous couvrez d'eau bouillante. Laissez infuser 10 minutes avant de filtrer et de boire. En général, on conseille deux à trois tasses par jour pendant trois semaines. L'abbé Kneipp, spécialiste de phytothérapie, conseillait quant à lui une cure de baies de genièvre, à mâcher tout simplement. La cure consistait à mâcher 4 baies le premier jour, 5 le second, ainsi de suite jusqu'à 15, puis en diminuant d'une baie par jour jusqu'à revenir à 4, soit 23 jours en tout.

La bruyère

Les petites fleurs de bruyère que les abeilles apprécient tant sont antiseptiques et diurétiques, indiquées depuis toujours en cas de troubles urinaires. Le nom latin de la bruyère, *Erica*, est d'ailleurs dérivé d'un mot grec signifiant « briser », car on attribuait autrefois à la bruyère la capacité de briser les calculs urinaires. Pour drainer les microbes de votre vessie, faites-vous une décoction des sommités fleuries séchées : vous en mettez 4 cuillères à soupe dans un litre d'eau froide. Vous faites chauffer et laissez bouillir à feu doux pendant 40 minutes avant de filtrer. Buvez le litre au cours de la journée.

La busserole

La busserole est un arbrisseau dont les feuilles sont à la fois antiseptiques et calmantes des voies urinaires. Elle est indiquée en cas d'inflammations comme la cystite, la pyélonéphrite, la colibacillose, l'hypertrophie prostatique… Deux cuillères à soupe de feuilles sèches suffisent pour un litre d'eau. Faites chauffer jusqu'aux premiers bouillons puis laissez infuser un quart d'heure avant de filtrer. Buvez votre litre de tisane dans la journée.

Le chiendent

« Depuis que j'utilise le vilain chiendent de mon jardin en tisane, mes infections urinaires ne sont pas revenues. Comme quoi, il ne faut jamais dire de mal d'une plante sans la connaître parfaitement. Le chiendent a de bons et de mauvais côtés, comme chacun de nous. »

Carole T. des Ulis

Cette plante synonyme de mauvaise herbe pour les jardiniers est considérée par les phytothérapeutes comme l'un des meilleurs dépuratifs qui soient. Particulièrement indiqué en cas d'infections urinaires mais aussi de troubles digestifs, d'arthrite ou de goutte, son rhizome (racine) entre dans la composition d'une tisane très efficace : prélevez de la racine fraîche, nettoyez-la soigneusement puis mettez-en 5 cuillères à soupe dans un litre d'eau froide. Faites chauffer et laissez bouillir une minute. Jetez l'eau puis écrasez le chiendent, ajoutez un litre d'eau et mettez de nouveau sur le feu. Laissez bouillir 20 minutes puis infuser 5 minutes avant de filtrer. Buvez cette tisane à raison de deux à trois tasses par jour pendant trois semaines. Si le goût est trop rebutant, mettez une à deux cuillères à soupe de copeaux de réglisse dans la tisane les deux dernières minutes de l'ébullition.

Le cassis

Faites infuser 5 cuillères à soupe de feuilles fraîches dans un litre d'eau bouillante pendant 10 minutes. Buvez trois ou quatre tasses par jour, après les repas. Utile en cas de cystite, de coliques néphrétiques, d'œdèmes, de rétention d'eau, de cellulite et de rhumatismes.

Le cerfeuil

Indiqué contre les troubles urinaires, circulatoires et hépatiques, il doit toujours être consommé frais. En tisane, jetez 30 g de cerfeuil dans l'eau bien chaude, couvrez et laissez infuser 10 minutes. Prenez-en trois tasses par jour entre les repas.

Les queues de cerise

« Chaque année, mes cerisiers donnent des kilos de fruits ! Non seulement je fais de belles récoltes, mais je garde soigneusement les queues pour me faire une tisane que j'aromatise avec de la pomme. Avec ça, je n'ai jamais d'infections urinaires et je trouve que depuis que j'en bois régulièrement, ma cellulite a bien diminué. »

Chantal M. de Montereau

La queue de cerise est un excellent diurétique naturel, efficace contre la cystite et la rétention d'eau. Mettez 40 g de queues de cerises dans un litre d'eau froide et laissez macérer 12 heures. Faites chauffer et laissez bouillir 5 minutes. Versez sur deux pommes épluchées et coupées en rondelles. Laissez encore infuser 20 minutes puis filtrez. Prenez quatre à cinq tasses par jour de cette délicieuse tisane.

La chicorée

Pour lutter contre les infections urinaires, faites une décoction de la plante entière séchée, y compris la racine. Mettez 3 cuillères à soupe de plante dans un litre d'eau froide. Faites chauffer et laissez bouillir 5 minutes puis retirez du feu. Attendez un quart d'heure avant de filtrer. Prenez-en une tasse avant chaque repas.

Le mélilot

Diurétique, adoucissant et désinfectant des voies urinaires, le mélilot a l'avantage de donner une tisane au goût délicat, satisfaisante au palais des gourmets. Mettez 5 cuillères à soupe de sommités fleuries sèches dans un litre d'eau bouillante et laissez infuser un quart d'heure avant de filtrer. Buvez-en trois ou quatre tasses par jour.

Le thym

Des ballonnements à la toux en passant par la fatigue, les angoisses, l'insomnie ou encore les troubles hépatiques, le thym est une plante au nombre d'indications étonnant ! On le retrouve conseillé en cas d'infections urinaires contre lesquelles il donne également de bons résultats car c'est un excellent antiseptique. Préparez-le en infusion : 3 cuillères à soupe de sommités fleuries sèches ou fraîches à laisser infuser 10 minutes avant de filtrer. Prenez-en une tasse après chaque repas.

INSOMNIE

Le champagne

Un demi-verre de champagne après le dîner conduit certains insomniaques des plus récalcitrants dans les bras de Morphée.

Du tilleul pour les bébés

Le bain de tilleul permet aux enfants de trouver très vite le sommeil. Jetez dans une marmite 500 g de fleurs et feuilles de tilleul sèches avec deux litres d'eau. Faites chauffer et laissez bouillir 5 minutes. Filtrez et ajoutez cette décoction à l'eau du bain.

Dormir avec la laitue

« Quand nous étions petits, ma grand-mère faisait bouillir les plus belles feuilles d'une grosse laitue puis elle les pressait dans l'eau de cuisson qu'elle ajoutait ensuite à notre bain. Tout cela pour nous aider à dormir, et c'était efficace. »

Gervaise N. de Melun

La laitue est un hypnotique léger qui n'a aucun effet secondaire indésirable. Les insomniaques auraient tort de la négliger.

À la campagne

« Avis aux insomniaques qui vivent à la campagne : dormez sur un lit de balle d'avoine. »

Raymond P. de Souillac

Oreillers de houblon

Pour trouver rapidement le sommeil, surtout s'il est perturbé par des douleurs rhumatismales, remplissez votre oreiller de cônes de houblon. Cette méthode était très utilisée en Grande-Bretagne et semble donner de très bons résultats. Elle est réputée avoir guéri le roi George III de ses insomnies.

La pomme

« Dans la famille, on a un somnifère bien à nous, et sans effet secondaire, qui peut être utilisé par toute la famille et que tout le monde adore : il faut couper une pomme en rondelles et verser par-dessus un demi-litre d'eau bouillante. Ensuite, on laisse mijoter à feu doux une heure (sans faire bouillir) et on verse dans une tasse à travers une passoire avant de sucrer avec une cuillerée de miel d'aubépine ou d'oranger... C'est délicieux et très efficace ! »

Sylvie N. de Niort

Le miel

Avant de vous coucher, choisissez un miel « toutes fleurs » ou un miel d'oranger, ou encore d'aubépine. Diluez-le dans un verre de lait chaud. Vous pouvez aussi ajouter quelques gouttes d'eau de fleur d'oranger. Les insomniaques plus difficiles à soigner peuvent essayer la recette qui consiste à mélanger deux cuillères à café de vinaigre de cidre avec deux cuillères à café de miel et à diluer le tout dans un verre d'eau. Prenez ensuite deux cuillères à café au moment de vous coucher, puis toutes les heures jusqu'à trouver le sommeil.

Le sachet de lavande

« Longtemps j'ai eu du mal à trouver le sommeil à cause de migraines persistantes. Je suis maintenant débarrassée du problème : j'ai mis un sachet de lavande sous mon oreiller et je dors comme un bébé. »

Lucille de J. de Bruxelles

La lavande apaise la nervosité, les maux de tête et les migraines. Si la méthode de Lucille n'est pas suffisante, vous pouvez aussi masser quelques minutes vos tempes avec de l'huile essentielle de lavande fine *(Lavandula augustifolia)* avant de vous coucher.

Le sirop de nénuphar

Dans une casserole, mettez 40 g de fleurs de nénuphar et versez un demi-litre d'eau bouillante. Couvrez et attendez 6 heures avant de filtrer. Ajoutez 1 kg de sucre roux en poudre et remettez sur le feu jusqu'à obtenir la consistance d'un sirop. Prenez une à deux cuillères à café avant de vous coucher. Attention : le nénuphar a la réputation d'être un « tue-l'amour ». Ne l'utilisez que lorsque vous êtes célibataire !

La teinture de passiflore

Dans un litre d'alcool fort, mettez 200 g de fleurs de passiflore. Laissez le tout en flacon bouché pendant 10 jours, en ayant soin de remuer chaque jour. Prenez 40 gouttes de cette teinture le soir avant de vous coucher.

Le sirop à la fleur de pêche

« Dans le Sud, on met à profit les merveilles que nous offre la nature. Pour l'insomnie, je fabrique un sirop de fleurs de pêcher dont tous les amis raffolent : faites infuser 100 g de fleurs de pêcher dans un litre d'eau bouillante pendant 20 minutes. Filtrez puis ajoutez un poids équivalent de sucre roux. Remettez à cuire au bain-marie jusqu'à l'obtention d'un sirop. Donnez-en une à deux cuillères à café aux enfants après le dîner, et prenez-en, si vous avez du mal à dormir, deux cuillères à soupe le soir. »

Carmen I. de Cavaillon

Ce sirop apaisant est aussi légèrement laxatif.

l, m, n

LARYNGITE

Lait au fenouil

Buvez une tasse de lait de fenouil : faites infuser une cuillère à café de semences dans une tasse de lait bouillant pendant 10 minutes. Filtrez et sucrez au miel avant de boire.

Secret de chanteur

« J'adore chanter… Mais je suis enseignant et, toute la journée, je dois parler ! Alors, le soir venu, il m'arrive de ne plus avoir de voix. Heureusement, j'ai trouvé la solution. En rentrant, le soir, je me prépare un gargarisme de bouillon blanc. Il faut mettre une bonne cuillère à soupe de fleurs et feuilles concassées (qu'on achète en pharmacie) dans 20 cl d'eau et faire chauffer puis laisser bouillir 3 ou 4 minutes. »

Jean-Pierre C. de Noirmoutier

L'herbe aux chantres

Appelée herbe aux chantres ou vélar, l'*erysimum* est une plante spécifique des enrouements et des affections du larynx. On le prépare en sirop : faites bouillir 30 g de feuilles et fleurs d'herbe aux chantres et 10 g de réglisse dans un litre d'eau jusqu'à réduction au tiers. Filtrez et ajoutez 200 g de miel d'acacia et faites cuire au bain-marie jusqu'à l'obtention de la texture d'un sirop. Prenez-en deux à trois cuillères à soupe par jour.

MAL DE DOS

Trois tours de ficelle

« Chez un fabricant de cordes, j'ai rencontré un homme qui mettait trois tours de ficelle de chanvre autour de ses reins pour soulager ses douleurs. J'ai retenu son mot : Le chanvre a une vertu. »

Monique B. de Paris

Le baume du Tigre

« Il faut se procurer chez un petit marchand chinois (on en trouve aussi chez des traiteurs) une pommade qui s'appelle le "Baume du Tigre". Il suffit de se masser l'endroit douloureux avec cette crème une ou deux fois par jour. On ressent une impression de froid et un grand bien-être. Il est recommandé de se reposer le plus possible bien à plat sur un matelas un peu dur. Mon lumbago a disparu complètement en trois jours. »

Paul C. d'Orléans

Le baume du Tigre est en effet réputé pour soulager les douleurs : du dos, mais aussi les maux de tête, en application sur le front ou les tempes. Attention cependant pour les peaux fragiles qu'il peut irriter.

Le cataplasme d'avoine

Faites griller, sans aucune matière grasse, une poignée d'avoine. Mettez l'avoine grillée bien chaude dans un sachet de tissu fin et appliquez sur la zone douloureuse. Vous pouvez aussi faire bouillir 4 à 5 cuillères à soupe d'avoine dans un mélange de 10 cl de vin et 10 cl de vinaigre pendant 5 minutes et en faire des compresses chaudes.

Lien de lin anti-lumbago
« Mon grand-père, quand il souffre d'un lumbago, se noue une gerbe de lin autour des reins. Cette recette vient des Pays-Bas dont il est originaire. »

Viviane H. de Lille

MAL DES TRANSPORTS

Un truc de marin
Quand menace le mal de mer, il faut avoir le ventre plein. Les marins mangent des bananes avant d'embarquer. En cas de vomissements, c'est l'aliment le moins difficile à évacuer et celui qui irrite le moins le tube digestif.

Aspirine dans le nombril
« Je craignais beaucoup les déplacements en voiture et une amie m'a signalé qu'avec un cachet d'aspirine appliqué sur le nombril au départ, elle n'était plus malade. Je n'y croyais guère, mais j'ai essayé et, depuis plusieurs années, je n'ai plus aucun problème. »

Odette M. de Gap

Seul le nombre de témoignages pourrait attester l'efficacité de cette méthode vraiment surprenante.

Le sucre à l'alcool de menthe
Imbibez un sucre de quelques gouttes d'alcool de menthe et sucez-le pendant le voyage.

MAUVAISE HALEINE

Des grains
« Croquez un grain de café ou, mieux, si vous en avez le courage, un clou de girofle. »

Jean-Marc D. de Bayonne

Ce truc est sans doute efficace, mais demande du courage. Le persil donne, semble-t-il, de meilleurs résultats encore (il faut en mâcher quelques feuilles). Quoi qu'il en soit, il est utile, en cas de mauvaise haleine, de consulter son dentiste si on ne l'a pas fait depuis longtemps, et de s'interroger sur l'état de son foie.

MIGRAINES ET MAUX DE TÊTE

Les cataplasmes de fruits

« Pour nous débarrasser des migraines et des maux de tête, notre grand-tante posait sur nos fronts des cataplasmes d'amandes amères écrasées. »

Bernard G. de Bollène

De la cerise contre la migraine

« J'ai toujours été une grande migraineuse. Mais l'été, j'ai un truc qui marche pour dissiper le mal. J'écrase des cerises bien mûres et je les mets sur mon front. Je laisse agir 20 minutes, comme un masque, avant d'enlever. En général, c'est très efficace. Malheureusement, on ne peut le faire qu'à la saison des cerises. »

Madeleine U. de Thionville

Le cataplasme d'oignon

Hacher de l'oignon cru et l'appliquer sur le front.

Assaisonnez-vous de citron

Appliquez des compresses de jus de citron sur le front et les tempes (ou des rondelles de citron).

Le chou

Appliquez en cataplasme des feuilles de chou écrasées au rouleau à pâtisserie en cas de migraines ou maux de tête liés à une faiblesse hépatique ou à une mauvaise digestion.

Mangez de la partenelle

Les Anciens portaient grand intérêt à la partenelle. En 1722, John Hill la vantait d'ailleurs en ces termes dans l'*Herbier de Famille* : « Dans les pires migraines, cette plante dépasse en efficacité tout ce qui est connu. » Mais, comme beaucoup d'autres plantes, on l'oublia par la suite... Jusqu'en 1978 ! Date à laquelle un mineur gallois bien intentionné envoya à Madame Ann Jenkins de Cardiff un pied de partenelle en lui recommandant de le planter et d'en manger chaque jour quelques feuilles. La femme, qui souffrait de douloureuses migraines depuis des années, en fut enfin débarrassée ! Et la presse britannique s'en fit l'écho. Depuis, la plante est couramment utilisée outre-Manche en cas de migraines, et avec succès ! Plantez-en un pied dans votre jardin (attention, ce n'est pas de la camomille mais bien de la partenelle *Chrysantemium parthenium* qu'il vous faut) et mangez une feuille chaque matin.

Café au citron

« Je travaille beaucoup, dans un bureau, avec des collègues parfois antipathiques et des dossiers souvent insurmontables. Quand vient, fatalement, le mal de tête, je bois une tasse de café noir bien fort dans lequel j'écrase une rondelle de citron. C'est radical. »

Jean-Michel B. de Fontainebleau

En accélérant le rythme cardiaque et en élevant la tension artérielle, la caféine du café soulage de manière quasi miraculeuse le mal de tête quand on souffre d'hypotension. Quant au citron, il draine le foie et donne un coup de fouet.

Infusion de coucou

Le coucou, c'est la primevère sauvage, une plante aux fleurs jaunes groupées en ombelles qui pousse le long des fossés. Mettez une cuillère à soupe de fleurs dans une tasse d'eau bouillante, laissez infuser 10 minutes et filtrez. Prenez-en trois tasses par jour, dont une avant de vous coucher.

Le cataplasme de violettes

Écrasez une poignée de feuilles de violettes au pilon et appliquez-les sur votre front et vos tempes.

MYCOSES

La sarriette entre les orteils

Pour faire disparaître les mycoses entre les orteils, badigeonnez avec de la teinture-mère de sarriette.

L'alcool iodé

« Sportif, je suis souvent victime du pied d'athlète (une mycose qui s'installe entre les orteils). Pour m'en débarrasser au plus vite, je me badigeonne les pieds matin et soir (après les avoir lavés et bien séchés) avec de l'alcool iodé. »

Kévin G. de Landerneau

Le thé

À Hong Kong, il est courant de lutter contre le pied d'athlète en baignant ses pieds dans une infusion de thé, et de mettre les feuilles qui ont servi à l'infusion dans ses chaussettes !

NAUSÉES

Faites-vous servir au lit

Si vous souffrez de nausées en début de grossesse, demandez au futur papa de vous servir le petit déjeuner au lit : cela suffit bien souvent à résoudre le problème.

o, p

OREILLES (DOULEURS)

L'huile de lierre terrestre

Écrasez 8 à 10 poignées de feuilles de basilic et mettez-les dans un bocal. Couvrez avec un litre d'huile d'olive. Bouchez et laissez macérer un mois au soleil, en agitant de temps en temps. Filtrez et conservez à l'ombre. En cas de douleurs, instillez quelques gouttes dans l'oreille.

Le jus de persil

Écrasez une poignée de feuilles de persil et recueillez le jus sur un coton à glisser dans le conduit auditif.

L'huile essentielle de cajeput

« Quand j'ai mal aux oreilles, souvent après un courant d'air, je mets quelques gouttes d'huile essentielle de cajeput sur un coton que je glisse dans le conduit auditif. »

Jean-Baptiste K. de Faverges

Attention avec l'huile essentielle qui peut être agressive pour certaines peaux délicates. Mieux vaut la diluer de moitié avec de l'huile d'olive tiédie.

L'ail

Écrasez une gousse d'ail et placez la « purée » obtenue dans une gaze que vous glissez dans le conduit auditif. La gaze doit être suffisamment longue pour être retirée sans problème.

Le basilic

Écrasez une poignée de feuilles fraîches de basilic pour en recueillir quelques gouttes de suc à instiller dans l'oreille.

PALPITATIONS

Mon aubépine à moi

« J'ai longtemps souffert de tachycardie. Je palpitais à la moindre contrariété et parfois même sans raison. Jusqu'au jour où j'ai découvert la tisane d'aubépine. Depuis, j'ai planté de l'aubépine dans mon jardin. J'interdis à mon mari d'y mettre quoi que ce soit comme traitement. C'est mon aubépine à moi. Grâce à elle, mon cœur bat comme un métronome. »

Sylvette R. de Thouarcé

Couramment utilisée pour lutter contre les problèmes circulatoires et cardiaques, l'aubépine est surtout connue pour son efficacité en cas de palpitations. Très utilisée en cardiologie (contre l'angine de poitrine et les insuffisances cardiaques), l'aubépine traite à la fois l'hypertension et l'hypotension artérielles. En fait, elle rééquilibre la tension. Elle est très efficace, mais demande du temps. Il ne faut pas en attendre de résultats avant plusieurs mois dans la plupart des cas.

Pour lutter contre l'hypertension, on utilise ses fleurs et ses feuilles en infusion. Il faut compter une cuillère à café de plante par tasse, infusée 10 minutes. En général, on recommande d'en boire deux à trois tasses par jour.

Pour les réfractaires à la tisane, l'aubépine existe aussi en gélules, en comprimés ou sous forme d'extrait liquide.

PIQÛRES D'INSECTES

La cigarette

« Quand vous êtes piqué par un insecte, approchez de la piqûre le bout incandescent d'une cigarette. »

Bertrand C. de Vandœuvre

La chaleur de la cigarette détruit le venin et limite la douleur mais attention à ne pas vous brûler : il ne s'agit pas de remplacer un mal par un autre !

Le vinaigre

Tamponnez la piqûre avec une compresse d'eau vinaigrée ou avec du vinaigre. La douleur s'atténuera.

Le poireau

« Ceux qui se sont déjà fait "manger" par les aoûtats ou qui enflent très vite dès qu'une abeille ou une guêpe les pique devraient toujours avoir sur eux un poireau ! Pour calmer immédiatement les démangeaisons, il n'y a rien de tel. Il suffit de couper la tête du poireau en deux et de frotter la piqûre énergiquement. »

Pierre T. de Souillac

L'acide du poireau décompose le venin des vilaines petites bêtes.

L'eau salée

Préparez un demi-verre d'eau très salée, saturée en sel de mer, et appliquez en compresse sur la piqûre.

Huile et blanc d'œuf
Battez un blanc d'œuf avec deux cuillères à soupe d'huile d'olive et massez la piqûre avec la préparation obtenue.

Ail, oignon, citron
« Dans ma cuisine, j'ai toujours tout ce qu'il faut, l'été, quand on se fait piquer par des moustiques ou des taons : il suffit de frotter la piqûre avec une gousse d'ail coupée en deux, ou bien une rondelle d'oignon, ou encore une tranche de citron. »

Amélie Z. de Geaune

Chou
Frottez la piqûre avec une feuille de chou.

Mauve
En cas de piqûre de guêpe ou d'abeille, le cataplasme de feuilles de mauve est très efficace : pilez les feuilles dans de l'huile d'olive et appliquez. Laissez agir une demi-heure.

Cassis ou persil
Froissez des feuilles de cassis ou de persil sur la piqûre.

Tégarome
« Quand on se fait piquer par un insecte, il suffit d'appliquer du Tégarome. La douleur passe très vite. »

Jean G. de Nantes

Généralement, on conseille d'appliquer le produit pur puis de faire une compresse en le diluant de moitié si l'endroit de la piqûre reste sensible ou enflé.

Le cerfeuil
Frottez la piqûre avec des feuilles fraîches de cerfeuil.

PIQÛRES D'ORTIE

De la terre

« Quand je me pique avec des orties, ou que l'un de mes enfants se pique, je frotte immédiatement avec une petite poignée de terre. C'est un truc qu'utilisait ma grand-mère et qui calme très vite la douleur. »

Marilyne C. de Donnemarie-Dontilly

POUX

L'huile d'olive

« La mère de mon mari, quand il revenait de l'école, lui frictionnait les cheveux à l'huile d'olive. Il conservait les cheveux gras, imbibés d'huile, pendant deux heures. Les lentes se détachaient facilement. Ensuite, ma belle-mère rinçait les cheveux de son fils avec une infusion de thym. Les poux étaient anéantis. »

Claudette T. de Châtillon

L'huile d'olive permet de mieux détacher les lentes agrippées aux cheveux, mais ce traitement ne suffit pas toujours, à lui seul, à anéantir durablement les poux.

Le vinaigre de lavande

Faites macérer pendant 10 jours 100 g de fleurs fraîches dans un litre de vinaigre de vin blanc (bio de préférence !). Filtrez et conservez dans un flacon bouché. Utilisez ce vinaigre en friction du cuir chevelu pour éloigner les poux.

La décoction d'arnica

Faites bouillir 10 g de fleurs d'arnica dans un litre d'eau pendant 5 minutes. Filtrez. Utilisez en rinçage après le shampooing pour détruire les poux.

PROSTATISME

Avec la courge, moins de pépins

« Comme je suis resté à la campagne jusqu'à vingt ans, il m'a fallu venir à Lyon après l'armée pour entendre parler de la prostate. Je sais maintenant avec quoi les paysans se soignaient : c'était en fait avec des graines de courge. Je regrette de n'avoir pas connu plus tôt ce remède car je viens de faire un mois de cure avec des gélules d'huile de courge et j'ai trouvé ça très efficace : à présent, je peux diviser par deux mes besoins d'uriner. D'ailleurs, j'ai bien l'intention de faire trois ou quatre cures par an. Ce que j'apprécie le plus, c'est la nuit : je n'ai plus à me lever comme avant. »

Paul D. de Caluire

Les graines de courge enivrent les canards qui en raffolent. Elles ont surtout une propriété bien plus intéressante : c'est l'un des meilleurs remèdes contre les inflammations de la prostate et les difficultés de miction chez les hommes de plus de 50 ans. C'est surtout en Allemagne que l'huile de pépins de courge est utilisée de façon presque systématique dans le traitement de l'hypertrophie bénigne de la prostate. Les pépins de courge contiennent des stérols qui diminuent l'inflammation de la prostate et freinent l'expansion de ses tissus.

On peut piler les graines et les avaler en les mangeant avec du miel. Bien plus facile, plus efficace et plus agréable, il existe, en pharmacies et en boutiques diététiques, de l'huile de graines de courge en capsules ou en bouteille.

La prêle anti-infectieuse

Grâce à son effet astringent sur le système génito-urinaire, la prêle des champs (à ne pas confondre avec la prêle des marais qui est toxique) s'avère efficace pour lutter contre les infections telles les cystites et prostatites. On la trouve sous forme de gélules ou de tisanes.

De la tisane de feuilles de poirier

Versez un litre d'eau bouillante sur 80 g de petites feuilles de poirier. Laissez infuser pendant une demi-heure avant de filtrer. Buvez votre litre de tisane dans la journée.

La grande ortie, très grande amie

« Vers 60 ans, ma prostate a commencé à me jouer des tours. Au début, je devais me lever deux fois la nuit pour vider ma vessie, puis trois, puis quatre, jusqu'à dix fois par nuit. Mes ennuis ont nettement diminué depuis que je prends régulièrement de la décoction d'ortie. Je dois dire aussi que cette plante semble avoir des effets aphrodisiaques, ce qui ne gâte rien. »

Marcel H. de Paris

Cette plante piquante que l'on arrache sans ménagement est pourtant une alliée méritante pour notre santé. Non seulement ses feuilles sont recommandées pour leurs effets toniques et dépuratifs, mais sa racine, fortement diurétique, est précieuse en cas d'hypertrophie de la prostate. Des tests effectués dans plusieurs pays (Allemagne, Japon, États-Unis) ont montré son efficacité dans ce domaine. On peut l'employer sous forme de décoction, à raison d'une tasse par jour, en faisant bouillir la valeur d'une cuillère à café de racine séchée pour une tasse d'eau pendant 10 minutes puis en laissant infuser 10 minutes encore avant de filtrer et de boire.

La barbe de maïs

Considérée comme l'un des meilleurs diurétiques naturels, la barbe de maïs peut multiplier jusqu'à quatre fois le volume des urines en 24 heures. Évidemment, cela peut effrayer les hommes qui, déjà, n'en finissent pas de vider leur vessie... Mais il faut savoir que la barbe de maïs accélère aussi l'élimination naturelle et draine la vessie. Cette « barbe », c'est l'espèce de plumet situé au sommet de l'épi. On le récolte quand les grains de maïs sont mûrs et on laisse sécher. Ensuite, on prépare une décoction en faisant bouillir 3 à 4 cuillères à soupe par litre d'eau pendant 5 minutes, puis on laisse infuser 10 minutes. En général, on en prend un litre par jour, entre les repas. Cette tisane naturelle est également utile contre la cystite, la goutte, les rhumatismes et elle se révèle légèrement hypotensive.

Le marron d'Inde

« Dans un article qui faisait état d'un certain nombre de végétaux pouvant être utiles en cas d'hypertrophie de la prostate, j'ai trouvé une recette de décoction de marron d'Inde qui donne sur moi de très bons résultats. Avec deux tasses par jour, je divise environ par trois mes levers nocturnes. »

Georges U. de Belfort

Bien connu pour lutter contre les troubles circulatoires, le marron d'Inde est également conseillé en cas d'hypertrophie de la prostate. On utilise l'écorce du fruit séché sous forme de décoction à raison de 30 g par litre d'eau : faites bouillir 5 minutes puis infuser 5 minutes encore avant de filtrer. En général, on conseille une ou deux tasses par jour.

Si vous souffrez de varices ou d'hémorroïdes, ce remède vous rendra d'autant plus service.

Le vin d'oignon

Si votre hypertrophie prostatique crée une inflammation, prenez chaque jour deux cuillères à soupe de vin d'oignon, aussi digeste que dépuratif : hachez 300 g d'oignon et mettez-les dans une bouteille. Ajoutez 100 g de miel d'acacia ou de châtaigner et versez 60 cl de bon vin blanc avant de boucher. Laissez macérer 48 heures en agitant souvent, puis filtrez.

De la pariétaire fraîche

Longtemps considérée comme une plante majeure pour les voies urinaires, la pariétaire a été injustement oubliée… Peut-être parce qu'elle n'est réellement efficace que si on l'utilise fraîche. Mais cela ne devrait pas poser de problèmes dans la mesure où elle pousse sans se faire prier dans les moindres recoins de vieux murs, à côté de sa copine l'ortie. On met une bonne poignée de feuilles dans un litre d'eau froide et on fait chauffer à feu doux jusqu'à ébullition. Retirez du feu puis laissez infuser 10 minutes avant de filtrer. Buvez votre litre de tisane en deux jours : c'est aussi efficace sur la prostatite que sur la cystite et la rétention d'eau.

PSORIASIS

Le curcuma

« Pour faire disparaître mes plaques de psoriasis, je fais une pâte en mélangeant de la poudre de curcuma avec de l'eau et j'applique sur les endroits où la peau est abîmée (coudes, front, genoux...). En général, les démangeaisons cessent immédiatement et les plaques finissent par s'en aller. »

Françoise G. de Scaër

Utilisé en application externe, le curcuma, anti-inflammatoire, est actif contre le psoriasis et parvient aussi à faire disparaître les mycoses.

r

RÈGLES (TROUBLES LIÉS AUX)

Massage décontractant

Mélangez deux gouttes d'huile essentielle de sauge avec une cuillerée d'huile d'olive. Massez doucement le ventre et frictionnez énergiquement le bas du dos.

Quand elles ne viennent pas

Si vous vous inquiétez de ne pas voir venir vos règles (et que vous avez consulté votre gynécologue afin qu'il vérifie qu'aucune maladie sous-jacente ni grossesse n'en est responsable), essayez-vous à la cueillette du houblon : toutes les femmes qui le font ont leurs règles deux jours après avoir commencé, car les cônes de houblon sont très riches en œstrogènes, hormones qui pénètrent à travers la peau lors de la cueillette.

La cure de persil

« Depuis l'adolescence, mes règles ont toujours été un moment horrible pour moi, avec des souffrances qui me courbaient en deux et m'obligeaient à rester trois ou quatre jours au lit. Aujourd'hui, j'ai trouvé la solution avec le persil : trois jours environ avant mes règles, je commence une cure : environ 100 g

par jour, jusqu'à l'apparition des règles qui sont nettement moins douloureuses. »

Nathalie de C. de Neuilly

Le persil contient un liquide huileux, l'apiol, qui agit effectivement comme emménagogue, c'est-à-dire qu'il régularise les règles et les rend moins douloureuses.

L'huile d'onagre

L'huile d'onagre est sans aucun doute la meilleure solution naturelle pour atténuer ou faire disparaître les problèmes prémenstruels (nervosité, gonflements, irritabilité, déprime...). Elle est en général conseillée à raison de deux capsules chaque matin à partir du quatorzième jour du cycle (le premier jour du cycle étant le premier jour des règles).

Le séneçon anti-douleurs

Faites infuser pendant un quart d'heure 25 g de racine de séneçon dans un demi-litre d'eau bouillante. Filtrez. Prenez deux à trois tasses par jour, en commençant quelques jours avant la date présumée des règles. La racine de séneçon est réputée pour calmer les douleurs et les spasmes menstruels.

Plus de soucis !

« Depuis que j'ai découvert les vertus des fleurs de souci, mes soucis menstruels se sont envolés. Auparavant, j'étais déprimée une semaine par mois, maintenant, on salue ma bonne humeur, toujours égale ! Dix jours avant mes règles, je commence ma cure en prenant chaque jour trois tasses d'infusion : pour une tasse, faites infuser une cuillère à café de fleurs sèches (ou une cuillère à soupe de fleurs fraîches) pendant 10 minutes. »

Karen T. de Montlignon

Non seulement les fleurs de souci permettent de régulariser l'humeur avant et pendant les règles, mais elles sont aussi une parade contre l'anémie (qui touche souvent les femmes).

RHUMATISMES

L'oignon

Au moment des crises de rhumatisme, préparez-vous une décoction d'oignon : coupez trois oignons non épluchés (bio de préférence) dans un litre d'eau, portez à ébullition et laissez bouillir à petit feu pendant un quart d'heure. Buvez un verre de cette décoction le matin au lever et le soir au coucher, pendant une semaine.

Des marrons dans les poches

« Pour ne pas souffrir de rhumatismes, je garde toujours deux ou trois marrons dans mes poches de pantalon. Je les change lorsqu'ils sont devenus durs comme la pierre. »

Dominique F. de Pau

Cette pratique courante dans les campagnes peut faire sourire. Cependant, ses utilisateurs sont fermement convaincus de son efficacité et il ne serait pas étonnant d'apprendre que les essences du marron traversent poche et barrière cutanée pour diffuser leurs bienfaits.

Le cataplasme de feuilles de chou

Il suffit de prendre trois ou quatre feuilles, vous les écrasez sous un rouleau à pâtisserie, puis vous les appliquez à même la peau, sur le lieu de la douleur. Recouvrez d'un lainage (et bandez au besoin). Renouvelez l'application trois fois par jour.

La décoction de frêne

Faites bouillir une bonne poignée de feuilles de frêne dans un litre d'eau pendant un quart d'heure. Faites-en des compresses à appliquer sur les articulations douloureuses.

L'huile de massage

En cas de douleurs rhumatismales chroniques, rien ne vaut un bon massage quotidien. Utilisez une huile qui accentue le soulagement produit par le massage. Prenez comme base 100 ml d'huile d'amande douce (ou bien 100 ml d'huile d'olive vierge première pression). Ajoutez-y 4 gouttes d'huile essentielle de genévrier et 4 gouttes d'huiles essentielles de thym ou de serpolet (ils sont cousins), 4 gouttes d'huile essentielle de citron, 4 gouttes d'huile essentielle d'eucalyptus et 4 gouttes d'huile essentielle de géranium. Avant chaque utilisation, remuez le flacon. Il suffit ensuite de mettre un peu d'huile sur les doigts et la paume des mains avant de pratiquer le massage.

Miel et vinaigre

« Le miel de lavande, le plus doux à l'estomac ; chaque jour une cuillerée à soupe mêlée à deux cuillerées de vinaigre de cidre : grand remède des douleurs de l'arthrose. »

Monique B. de Paris

Le cassis, puissant dépuratif

Le cassis est un anti-inflammatoire inscrit à la Pharmacopée française comme diurétique, antirhumatismal et anti-goutteux. Une étude clinique a d'ailleurs fait apparaître 71 % de bons résultats en cas de rhumatismes, quelle que soit leur nature : nette atténuation des douleurs et de la gêne dans des cas anciens de pathologie, et disparition totale des douleurs pour les cas très récents (moins d'un mois). Il suffit d'utiliser les feuilles de cassis en infusion (une cuillère à café de feuilles sèches infusées 10 minutes), à raison de trois tasses par jour, en cure de trois semaines, renouvelable au besoin.

La reine des prés, aspirine naturelle

Anti-douleur et anti-inflammatoire, la reine des prés active aussi l'élimination de l'acide urique responsable de l'inflammation rhumatismale. À la différence de l'aspirine, elle n'agresse pas l'estomac, mais au contraire le protège et c'est un anti-acide très efficace. On la trouve sous forme de gélules, de comprimés à avaler, mais également sous forme de teinture-mère que l'on peut utiliser par voie externe. Il suffit d'en imbiber une compresse et de l'appliquer sur l'articulation douloureuse. On peut également l'employer en infusion, mais, pour en obtenir une réelle efficacité, il faut utiliser les sommités fleuries et les feuilles fraîches. Dans ce cas, il faut une cuillère à soupe de plante pour une tasse d'eau chaude (laisser infuser 10 minutes).

Bambou ou prêle, pour reconstituer le cartilage

« J'ai souffert de lumbagos et de sciatiques pendant une vingtaine d'années et les rhumatismes commençaient à me rendre sérieusement raide quand j'ai entendu parler du bambou. Depuis, j'en fais une cure d'un mois à chaque saison et je suis bien dérouillé ! »

Gaston T. de Ramatuelle

Si l'on imagine les os et le cartilage comme des murs de briques, les briques étant le calcium, le ciment qui lie les briques entre elles est la silice. Cette substance est essentielle à la reconstitution du cartilage atteint en cas d'arthrose et d'ostéoporose. Le bambou *arundiaceae* est le végétal le plus riche en silice que l'on puisse trouver, suivi de près par la prêle. Non seulement ces deux plantes agissent au niveau des articulations mais aussi sur les disques intervertébraux, souvent responsables des maux de dos. On les trouve sous forme de gélules à avaler.

L'eau de la Reine de Hongrie

Faites macérer une poignée de romarin, une poignée de thym, quelques feuilles de marjolaine et de sauge dans un litre d'alcool pendant un mois en remuant souvent. Les usages externes sont nombreux : pour masser les articulations douloureuses en cas de rhumatismes, en friction du cuir chevelu pour freiner la chute des cheveux, en lotion tonique pour raffermir l'épiderme…

La cure de fraises

À condition, bien sûr, de ne pas être allergique, la cure de fraises est réputée pour soulager bon nombre de troubles chroniques tels que : arthrite, rhumatismes, artériosclérose, affections du foie, ou encore hypertension. Elle est aussi particulièrement recommandée aux personnes faibles ou en convalescence car elle est à la fois très riche en vitamine C et en fer. De plus, son sucre étant du lévulose, elle n'est pas contre-indiquée aux diabétiques.

La cure est très simple à suivre : dès que les belles fraises bien mûres sont disponibles à des tarifs « raisonnables » sur les marchés, mangez-en 300 à 500 g par jour, chaque jour, pendant un mois ou, mieux, pendant toute la saison des fraises !

Baume anti-rhumatismal

Si vos articulations ou vos muscles sont douloureux, massez-les avec un onguent de votre fabrication : pilez deux grosses poignées de feuilles fraîches de sauge dans un mortier. Mélangez cette mixture à 250 g de saindoux non salé. Portez le tout sur le feu. Faites bouillir à feu très doux jusqu'à ce que toute l'eau émise par la plante soit évaporée. Filtrez immédiatement à travers un linge fin. Conservez dans un pot de verre.

Lit de bouleau

« Dans les campagnes, les paysans se couchaient dans un lit rempli de feuilles de bouleau pour calmer les douleurs des rhumatismes inflammatoires. »

Lucien E. de Gennevilliers

Les massages au genévrier

Il faut concasser environ 100 g de baies de genévrier, les mettre dans un bocal en verre transparent et ajouter un demi-litre d'huile d'olive. Placez ensuite le bocal au soleil et laissez macérer trois semaines en remuant de temps en temps. Filtrez et massez vos articulations douloureuses (ou votre dos si vous souffrez de sciatique ou de lumbago) pour les soulager. Conservez votre bocal fermé dans un placard.

Les cataplasmes de lierre grimpant

Il suffit de prendre quelques poignées de feuilles, de les hacher finement et de les appliquer sur la peau, maintenues par une bande de gaze. Vous pouvez aussi réaliser un cataplasme en hachant 2 poignées de feuilles ; vous ajoutez 4 poignées de son et vous délayez le tout dans de l'eau jusqu'à obtenir une pâte bien homogène. Portez sur le feu et laissez chauffer doucement pendant 10 minutes puis étalez la pâte sur une gaze. Appliquez sur les endroits douloureux et laissez agir pendant une demi-heure.

Les frictions à l'huile de camomille

« À la maison, depuis mon plus jeune âge, j'ai toujours vu quelqu'un sortir l'huile de camomille pour s'en frictionner les articulations. C'est ma grand-mère qui la faisait, puis ma mère, et dès que quelqu'un souffrait de ses articulations ou de ses muscles, il avait droit à sa friction. Ma dernière bouteille d'huile de camomille touche à sa fin car mes vieilles douleurs se sont récemment réveillées. Je suis à la recherche de la recette. »

Alphonse R. d'Orléans

Dans un flacon de verre, mettez 50 g de fleurs de camomille sèches (têtes). Versez un demi-litre d'huile d'olive. Bouchez et laissez macérer deux jours, si possible au soleil et, en tout cas, dans l'endroit le plus chaud que vous trouverez, et bien éclairé. Après ces deux jours, ouvrez le flacon, mettez-le au bain-marie et laissez-le chauffer ainsi pendant deux heures en remuant de temps en temps. Filtrez en pressant les têtes de camomille pour en exprimer tous les sucs. Utilisez cette huile chaude en friction sur vos articulations douloureuses (c'est aussi efficace pour les crampes). Conservez-la dans son flacon bouché, dans un placard et, à chaque utilisation, faites-la chauffer auparavant au bain-marie.

Du gui bouilli

Les boules de gui ne sont pas seulement des porte-bonheur ! Les feuilles entrent dans la formulation de produits à usage interne pour lutter contre l'hypertension et les maladies cardio-vasculaires. Pour soulager vos rhumatismes, recueillez feuilles et baies et faites-les bouillir quelques minutes dans du lait. Appliquez-les chaudes en cataplasme et laissez agir jusqu'à ce qu'elles refroidissent.

L'huile de laurier

Dans un bocal, placez 100 g de feuilles sèches de laurier-sauce et versez dessus 10 cl d'alcool. Bouchez et attendez 24 heures. Ajoutez à cette préparation un litre d'huile d'olive et faites chauffer au bain-marie. Laissez sur le feu, sans jamais faire bouillir, pendant 6 heures. Filtrez. Conservez dans un flacon bouché dans un endroit frais à l'abri de la lumière. Pour soulager vos articulations, massez-les avec cette huile.

Les orties : pour les courageux

L'abbé Kneipp, réputé pour sa sagesse et son approche sensée des médecines naturelles, n'hésitait pas à conseiller aux personnes qui souffraient de rhumatismes rebelles à tout traitement une solution étrange… et réservée longtemps aux libertins fatigués qui réveillaient ainsi leurs ardeurs. Il s'agit de frapper ou frotter « chaque jour, pendant quelques minutes, avec des orties fraîches les parties souffrantes. La peur, inspirée par cette verge inusitée, fera bientôt place à la joie de sentir votre état s'améliorer ». L'efficacité de la méthode a été confirmée à maintes reprises par de nombreux médecins dont le docteur Cazin (sans doute le plus grand phytothérapeute du XIXe siècle !).

Le baume de millepertuis

Bien connues pour lutter contre la dépression, les fleurs de millepertuis sont également réputées, sous forme de baume, pour soulager rapidement les rhumatismes et les maux de dos. Il faut en cueillir 500 g au début de l'été et les faire macérer au soleil pendant 3 jours dans un mélange composé d'un litre d'huile d'olive et un demi-litre de vin blanc. Faites ensuite bouillir le tout jusqu'à ce que le vin soit complètement évaporé puis mettez dans un flacon à conserver bien bouché. Pour soulager vos douleurs, faites préalablement chauffer ce baume et frictionnez vos articulations ou votre dos. Vous pouvez aussi vous servir de cette préparation (froide cette fois) pour calmer les brûlures, activer la cicatrisation des écorchures, et sur les ulcères variqueux.

La recette russe contre les rhumatismes articulaires

En Russie, on prépare au printemps un onguent qui, toute l'année, sert à soulager les rhumatismes articulaires. Il faut mettre 100 g de fleurs fraîches de lilas dans un bocal et couvrir d'un demi-litre d'huile d'olive, puis ne pas fermer le bocal mais le recouvrir simplement d'un papier maintenu par un élastique. Laissez macérer au soleil pendant 15 jours puis filtrez en exprimant bien tous les sucs du lilas. Massez vos articulations douloureuses avec cet onguent deux fois par jour.

La buglosse

« Ma grand-mère utilisait une "potion" contre les rhumatismes, que j'emploie à mon tour dès que mes articulations me signalent le changement de temps. Je ramasse de la buglosse (elle ressemble à la bourrache, mais ses feuilles sont arrondies) et je la fais sécher dans mon grenier. Inutile de séparer les parties de la plante : dans la buglosse, tout est bon ! Je mets une bonne poignée de plantes sèches dans un litre d'eau froide et le tout sur le feu. Je laisse bouillir deux ou trois minutes et j'attends que ce soit tiède pour filtrer. Je bois le tout dans la journée. En général, deux ou trois jours de ce traitement suffisent pour me faire oublier mes vieilles douleurs. »

Marcel H. de Valence

La buglosse ressemble à la bourrache et a des qualités très proches. Fortement dépurative, elle peut donc être utile contre les rhumatismes.

Huile à la purée de chou

« J'ai une recette contre les rhumatismes : prendre un petit chou blanc très serré, le couper, prendre les côtes et les passer au mixeur. Cela fait une purée blanche que l'on met dans un bocal. Couvrir d'huile de pépins de raisin ou de maïs et mettre au réfrigérateur trois semaines ou plus. Appliquer sur les endroits douloureux en massant. »

Andrée L. G. d'Alès

RHUME

Infusion de pommes

« Je traînais un rhume depuis plusieurs jours. J'étais vraiment "mal fichu" comme on dit. La grand-mère de ma femme m'a préparé, deux fois par jour, une tisane : trois pommes découpées en lamelles jetées dans un litre d'eau bouillante. Elle a laissé l'eau "friser" sur le feu pendant vingt minutes.

J'en ai bu un grand bol avec un peu de miel. Délicieux. Non seulement mon rhume est parti mais aussi mes courbatures ! »

Lucien A. du Mans

Lait de sauge

Pour stopper un rhume à ses débuts, faites-vous une infusion de feuilles de sauge (une cuillère à café) dans une tasse de lait bouillant pendant 5 minutes, filtrez et dégustez.

Inhalation générale

« Il est très difficile de faire se moucher un bébé... et de nettoyer ses voies respiratoires. Un "truc", pourtant, donne de bons résultats pour cela. Il faut avoir une petite salle de bains qui ferme bien. Vous mettez au fond de la baignoire quelques comprimés effervescents destinés habituellement aux inhalations, vous versez de l'eau bouillante, vous fermez la porte de la salle de bains et vous restez avec votre bébé pour respirer les vapeurs antiseptiques. Vous verrez, ça dégage bien, et pour vous, ce sera aussi tout bénéfice ! »

Dr W. de Paris

Vin de sauge

Pour lutter contre les infections respiratoires, la fatigue et en période de convalescence, le vin de sauge est l'un des meilleurs remèdes qui soient. Dans une bouteille de verre, mettez environ 60 g de feuilles (de préférence fraîches) et versez du bon vin blanc jusqu'à remplir la bouteille. Ajoutez deux à trois cuillerées de miel. Bouchez et laissez macérer 10 jours avant de filtrer. Prenez un petit verre, en apéritif, midi et soir.

Fumigation

« J'ai souvent de gros rhumes. Longtemps on m'a recommandé le grog, mais je ne supporte pas l'alcool ! Alors je suis ravie d'avoir trouvé la fumigation : je fais bouillir un quart de litre d'eau et je la verse dans un grand bol dans lequel j'ai

mis 5 gouttes d'huile essentielle d'eucalyptus et 5 gouttes d'huile essentielle de lavande. Je reste un quart d'heure au-dessus du bol, la tête sous une serviette, et tout va bien ! »

Marguerite J. de Paris

Les huiles essentielles de lavande et d'eucalyptus sont fortement antiseptiques et agissent de manière ciblée sur les voies respiratoires.

Le massage des petits

Quand vos enfants sont enrhumés et commencent à tousser, massez-leur le haut de la poitrine matin et soir avec un mélange constitué de :

— 10 cl d'huile végétale (olive, noyau d'abricot, tournesol...)

— 20 gouttes d'huile essentielle de niaouli

— 30 gouttes d'huile essentielle de ravensare

En général, les enfants apprécient ces massages et cela évite bien souvent les complications (otite, bronchite...).

Sirop d'oignon

Coupez plusieurs oignons en rondelles que vous disposez dans une assiette creuse. Couvrez de sucre roux et laissez macérer 24 heures. Recueillez le jus produit et prenez-en trois ou quatre cuillères à soupe par jour.

Ail à respirer

Écrasez une gousse d'ail et respirez fortement.

Jus de citron

« Pour faire cesser très vite le rhume, j'ai un remède très efficace : j'aspire directement du jus de citron, d'abord dilué, puis pur, par les narines. »

Marie R. de Rouen

L'infusion de camomille

Dès que vous sentez le rhume arriver, faites-vous une infusion de camomille (une dizaine de têtes par tasse infusées 10 minutes) et buvez-la très chaude.

Les gouttes à la marjolaine

Dans un demi-litre d'huile d'olive, mettez 100 g de plante coupée en morceaux. Faites chauffer au bain-marie pendant une heure. Filtrez. Mettez quelques gouttes dans chaque narine plusieurs fois par jour en cas de rhume. Vous pouvez aussi utiliser cette huile en massage en cas de torticolis ou de sciatique.

RHUME DES FOINS

La recette du docteur Jarvis

Au début du siècle, le docteur Jarvis expérimenta un traitement sur des patients atteints de rhume des foins dans un hôpital militaire du Texas. Il s'agissait de mâcher du miel en rayon (que l'on peut se procurer chez les apiculteurs). En préventif, il faut mâcher une ou deux fois par jour du miel en rayon, pendant les deux mois qui précèdent l'époque où l'allergie se manifeste habituellement. En curatif, mâchez-en cinq fois par jour les deux premiers jours, puis trois fois par jour jusqu'à ce que l'affection ait disparu. On peut remplacer le miel en rayon par deux cuillères à café de miel liquide. Dans le constat de son expérience, le docteur Jarvis conclut ainsi : « J'ai pu constater qu'à ce régime :

1. en moins de trois minutes, l'excès de sécrétion lacrymale avait disparu ;
2. cinq à six minutes suffisent pour dégager les narines ;
3. dans le même laps de temps, le nez cesse de couler ;
4. l'irritation de la gorge, elle aussi, disparaît aussitôt. »

RONFLEMENTS

La balle en mousse

« Pendant des années, j'ai dû subir le sourd ronflement de mon mari confortablement installé sur le dos. Et, toutes les nuits, je devais le pousser du coude pour qu'il se mette sur le côté. Les ronflements cessaient aussitôt, mais reprenaient quelques minutes plus tard. J'ai enfin trouvé la solution : j'ai cousu une petite balle en mousse bien dure dans le dos de son pyjama. Maintenant, il ne dort plus sur le dos, et moi je peux dormir tranquille. »

Françoise C. de Vertou

Tant que votre mari ne se rebiffe pas pour l'inconfort que vous lui faites subir…

ROUGEOLE

La bardane conseillée par le docteur Valnet

Pour soigner la rougeole, le docteur Valnet conseille la décoction de racine de bardane à raison d'une cuillère à café toutes les cinq minutes. L'éruption est complète en deux heures et la guérison en trois jours (il faut toutefois se méfier des courants d'air en cas de rougeole).

S

SAIGNEMENTS DE NEZ

Alcool d'orties

« De génération en génération, nous préparons deux ou trois fois par an une lotion à l'ortie que nous conservons dans un flacon bouché. On laisse macérer pendant une semaine de jeunes plants d'orties, avec ou sans les racines, dans de l'alcool (un alcool dénaturé vendu en pharmacie ou, comme le faisait ma grand-mère, un alcool de fruit). C'est très efficace sur les petites blessures ou contre les saignements de nez. Même si ça pique un peu. »

Rosie F. de Figeac

Attention à ne pas pencher la tête en arrière lorsque le nez saigne, réflexe courant qui peut être dangereux.

Citron

Presser le jus d'un citron sur du coton et introduire dans la narine.

Jus de poireau

Coupez la base d'un poireau et pressez fortement pour en exprimer quelques gouttes de jus à introduire dans la narine.

La poudre de serpolet

Faites sécher quelques brins de serpolet. Réduisez-les en poudre à conserver dans un petit récipient. Respirez la poudre par la narine qui saigne.

SINUSITE

L'inhalation

Pour purifier les voies respiratoires et déloger les microbes de vos sinus :

Huile essentielle de lavande :	50 gouttes
Huile essentielle de pin :	100 gouttes
Huile essentielle de thym :	100 gouttes
Huile essentielle d'eucalyptus :	200 gouttes
Alcool à 90° qsp :	15 cl

Mettez une cuillère à dessert de ce mélange dans un bol et remplissez d'eau bouillante. La tête penchée sur le bol, respirez les vapeurs qui s'en dégagent pendant 10 minutes. Renouvelez deux à trois fois par jour pendant huit à quinze jours.

L'inhalation sèche

Mettez une vingtaine de gouttes de Climarome (deux ou trois « pshitts ») sur un mouchoir et respirez pendant une à deux minutes, quatre fois par jour. C'est ce qu'avait conseillé le docteur Valnet au commandant R. V., l'un de ses patients. Revenu des Comores en 1964, il souffrait d'une sinusite frontale depuis six mois, affection qu'aucun traitement antibiotique n'avait pu influencer et qu'il tentait de calmer par des doses inusitées d'aspirine. Avec Climarome, il fut guéri en 48 heures… et le résultat était maintenu vingt-quatre ans plus tard.

SPASMOPHILIE

Un bon truc pour faire passer la crise

« Je suis spasmophile et je sais maintenant comment faire cesser mes crises très vite. J'ai toujours un sac en plastique sur moi. Au moment de la crise, je respire quelques minutes (pas plus de 3 ou 4) dans le sac en maintenant l'orifice autour de ma bouche et de mon nez. La crise s'estompe rapidement. »

Stéphanie G. de Montluçon

L'air du sac se charge en gaz carbonique, s'appauvrit en oxygène, et la méthode est vraiment efficace. Attention aux enfants qui pourraient dangereusement vous imiter.

STRESS

Bain relaxant

Si vos nerfs vous jouent des tours, angoisse, stress et idées noires se dissoudront dans un bain de lavande. Faites une bonne récolte car il faut pour cela faire infuser 500 g de fleurs sèches dans 3 litres d'eau chaude pendant 10 minutes. Vous filtrez ensuite et vous ajoutez l'infusion à l'eau de votre bain. C'est aussi un excellent antifatigue !

SURPOIDS

Le vin de poireau

« Ma grand-tante, qui habite Pontigny, m'a donné un secret transmis par des viticulteurs du coin. J'ai essayé et j'ai perdu près d'un kilo par mois depuis six mois. En plus, je garde la pêche ! Un petit verre de vin de poireau à jeun le matin et avant le coucher. Faire bouillir 500 g de blancs de poireaux coupés en dés dans 1 litre de chablis. Réduire de moi-

tié. Laisser refroidir. Filtrer. Mettre en bouteille et au réfrigérateur. »

Pierrette C. d'Auxerre

Ce vin est surtout diurétique, il aide donc à éliminer l'eau qui peut être retenue dans les tissus.

La soupe au chou

Ingrédients : un gros chou vert, un céleri en branches, une dizaine de petits oignons, trois poireaux et cinq tomates. Faites cuire les légumes épluchés et coupés en dés dans trois litres d'eau. À déguster durant plusieurs jours. C'est une recette très à la mode en ce moment pour perdre du poids et cela reste parmi les régimes les moins dangereux. La soupe a un effet coupe-faim et les légumes sont une mine de vitamines et minéraux.

Camomille et citron

Versez une tasse d'eau bouillante sur deux têtes de camomille et un citron coupé en rondelles. Laissez macérer toute la nuit et buvez le matin à jeun. À renouveler chaque matin, bien entendu.

La tisane de cerises

Faites tremper 200 g de queues de cerise dans un litre d'eau froide pendant une journée. Faites chauffer et laissez bouillir pendant 10 minutes puis versez sur 200 g de cerises fraîches. Laissez infuser 20 minutes puis filtrez. Buvez cette tisane dans la journée, et recommencez le jour suivant.

Les compresses anti-cellulite

Facile à trouver, le lierre grimpant se colle aux vieux murs. Prélevez 200 g de feuilles et faites-les cuire à feu doux pendant 3 heures dans un litre d'eau. Filtrez et faites des compresses imbibées de la décoction encore chaude sur votre cellulite. Laissez agir une vingtaine de minutes. Recommencez aussi souvent que possible.

Les frictions de varech

« Si vous êtes au bord de la mer, utilisez les vertus anti-cellulite du varech : frictionnez avec ces algues vos zones engorgées aussi souvent que possible. Je l'ai fait chaque jour cet été et ma cellulite a bien diminué ! »

Nadine P. de Saint-Jean-de-Védas

Le varech a des propriétés amincissantes certaines. Cependant, il faudrait s'astreindre pendant plusieurs semaines à des frictions quotidiennes pour réellement faire disparaître (ou bien diminuer) la cellulite, ce qui n'est pas toujours facile.

t

TORTICOLIS

Le cataplasme d'origan

Prenez une bonne poignée d'origan, écrasez grossièrement la plante et mettez-la dans un sac de tissu fin. Faites chauffer de l'eau dans une casserole couverte. Mettez le sachet d'origan sur le couvercle et attendez qu'il soit bien chaud pour le poser sur votre nuque endolorie.

TOUX

Sirop de carotte

« Quand mes enfants toussent, je leur donne du sirop de carotte, que ma mère me donnait quand j'étais petite : coupez deux ou trois carottes en fines rondelles. Mettez-les dans une assiette et recouvrez-les de sucre en poudre. Laissez le sirop se former pendant la nuit. Donnez trois à quatre cuillères à soupe par jour. »

Cécile E. de Tours

Ce sirop, peut-être moins efficace que celui, plus connu, de radis noir, a l'avantage d'être délicieux et les enfants ne rechignent jamais au moment d'avaler leurs cuillerées.

Sirop d'oignon

Émincez très finement 100 g d'oignons et faites bouillir dans 20 cl d'eau pendant 10 minutes. Filtrez et ajoutez deux bonnes cuillères à soupe de miel. Mettez à nouveau sur le feu et laissez bouillir jusqu'à obtenir un sirop épais. Prenez-en deux à six cuillères à café par jour.

Sirop de radis noir

Évidez un radis noir à la manière d'un volcan. Remplissez-le de sucre en poudre puis suspendez-le au-dessus d'une assiette. Le sirop s'en écoulera. Prenez trois à quatre cuillères à soupe par jour.

Sirop d'ail

Épluchez 50 g d'ail et faites bouillir les gousses dans un verre d'eau pendant deux minutes. Ajoutez 50 g de miel et remuez bien. Prenez-en une cuillère à café deux ou trois fois par jour.

Le tussilage

« On dit toujours que fumer fait mal à la gorge… Mais tout dépend de ce qu'on fume ! Mon grand-père, qui avait des difficultés respiratoires (sans doute de l'asthme), les soignait en se roulant des cigarettes de tussilage. Il ramassait les feuilles à la fin de l'été, les faisait sécher et les conservait dans une boîte en carton. Dès qu'il respirait mal, il émiettait soigneusement les feuilles, se faisait une cigarette et la fumait. Après, il se sentait beaucoup mieux ! »

Jacques V. de Bourges

Le tussilage est une plante pectorale, calmante et adoucissante qui peut, même en étant fumée, calmer les quintes de toux.

Sirop de navet

Évidez un navet et remplissez-le de sucre. En quelques heures, un sirop s'est formé dans la cavité. Prenez trois à quatre cuillères à soupe par jour.

Miel et citron

« L'hiver, je m'enrhume facilement et ça me tombe sur les bronches. Pour enrayer la maladie, j'utilise un mélange de miel et de citron : pressez un gros citron et ajoutez 5 cuillères à soupe de miel. Mélangez. Prenez une cuillère à café au moment des quintes de toux. »

Irène T. de Clermont-Ferrand

Miel et citron sont d'excellents désinfectants de la sphère ORL.

La tisane adoucissante

Mélangez 30 g de fleurs de mauve, 30 g de fleurs de violette et 30 g de fleurs de bouillon blanc. Faites infuser 25 g du mélange dans un litre d'eau bouillante pendant 10 minutes. Prenez-en trois ou quatre tasses par jour.

La tisane de laurier

Il s'agit du laurier-sauce : faites très attention à ne pas le confondre avec son cousin, le laurier-rose, qui est un poison violent. Mettez-en trois ou quatre feuilles au fond d'une tasse avec une cuillère à soupe d'écorces d'orange sèche. Couvrez d'eau bouillante et laissez infuser un quart d'heure avant de boire.

TRANSPIRATION

La sauge pour la paix des ménages

« Jusqu'à l'année dernière, j'avais des problèmes relationnels avec mon épouse car, dès les premières chaleurs, je transpirais énormément des pieds. C'est ma tante qui m'a donné cette

recette vraiment extra : dans une bassine, placez un mélange de 10 gouttes d'huile essentielle de sauge et 2 cuillères de lait en poudre. Remplissez la bassine d'eau tiède et plongez-y vos pieds pendant 10 minutes : vous serez tranquille pour deux jours ! »

Jacques L. d'Annecy

La sauge est une plante riche en hormones végétales et sans doute la meilleure pour réguler la transpiration.

L'alun

« Lorsque j'étais jeune, je travaillais en hôtel de 7 heures à minuit. Je transpirais des pieds, j'avais les pieds comme du blanc d'œuf, sans compter l'odeur... Un client m'a dit un jour : "Voici le seul remède efficace : surtout, ne vous trempez pas les pieds, lavez-les avec un gant. Tous les matins, mettez deux ou trois pincées d'alun en poudre dans chaque chaussette." J'en ai acheté en pharmacie (cela ne coûte que quelques francs), et je n'ai plus jamais transpiré ! »

Monsieur R. L. de Franconville

Attention cependant à l'utilisation prolongée de l'alun qui risque, au fil du temps, de boucher les pores de la peau.

Le henné neutre

« Je tiens d'un descendant de Touareg une recette naturelle pour lutter contre la transpiration abondante et odorante des pieds : dans un récipient de taille suffisante pour y prendre un bain de pieds, versez de l'eau à température supportable (inutile de vous brûler) et en quantité suffisante pour que l'eau dépasse à peine le dessus des orteils. Délayez deux sachets de henné neutre (pour ne pas sortir de cette expérience avec les pieds colorés) et trempez les pieds 30 à 40 minutes dans cette boue fluide. Rincez les pieds à l'eau claire. Résultats constatés par moi-même : 70 à 80 % de transpiration en moins et, surtout, plus d'odeurs. La première année, j'ai appliqué cette méthode

tous les quatre mois, constatant que les odeurs réapparaissaient au bout de ce laps de temps. Puis, au fil des années, les odeurs et la transpiration se manifestaient au bout d'un temps plus long et, à l'heure actuelle, une seule application tous les quatorze ou seize mois suffit. »

J.-L. B. d'Antibes

Merci l'acide borique

« Pour ceux qui, suite à une transpiration particulièrement acide, transforment leurs chaussures en "puanteur ambulante" dont même le lave-linge et le soleil ne viennent pas à bout, voici la solution : acheter en pharmacie 100 à 200 g d'acide borique ; en mettre la valeur d'une petite cuillère à café dans chaque chaussure avant de se chausser. Au bout d'une quinzaine de jours, les pieds ont perdu le parfum honni et, au bout d'un peu plus longtemps, les chaussures elles-mêmes ne sentent plus. Eau de Javel, bains chauds, ou froids, salés… deux grosses années de lutte, où des baskets vieilles de quinze jours, sorties du lave-linge, en train de sécher au soleil vous écœurent, se sont achevées sur un : merci l'acide borique. »

Corinne R.M. de Saint-Erme

TROUBLES DE LA MÉNOPAUSE

De l'ortie pour les os

Dans un litre d'eau qui vient de bouillir, verser 60 g de feuilles. Laisser infuser 10 à 15 minutes. Filtrer. Réchauffer sans bouillir avant de servir. Sucrer avec du miel.

La sauge

Certaines femmes emploient la sauge pour vivre sereinement leur ménopause. Voici le mode d'emploi indiqué par le docteur Valnet : faire infuser pendant 10 minutes 20 g de feuilles dans un litre d'eau bouillante. Prenez-en trois tasses par jour.

Le cyprès

Bien connu pour ses effets bénéfiques sur la circulation, le cyprès est particulièrement indiqué lorsque l'on souffre, en plus de troubles habituels de la ménopause, de jambes lourdes, varices ou hémorroïdes. En général, on le conseille sous forme de teinture-mère, à raison de 30 à 60 gouttes dans un demi-verre d'eau à prendre deux fois par jour, avant les principaux repas.

L'aubépine

Plante amie du cœur, l'aubépine est souveraine lorsque la ménopause entraîne à la fois des palpitations et des insomnies. On emploie ses fleurs sous forme d'infusion : une cuillère à café par tasse à laisser infuser 10 minutes. Une tasse au dîner et une au coucher aident à trouver le sommeil sans « palpiter ».

Le houblon

Surtout utilisé pour son action sédative sur le système nerveux, le houblon a une réelle activité œstrogénique dont on ne connaît pas la cause exacte (on n'a pas trouvé le composant responsable et il s'agit sûrement d'une action synergique de plusieurs substances). Il peut donc être intéressant en période de ménopause, surtout pour les femmes souffrant de nervosité et de stress. On utilise les cônes du houblon en macération : 30 g dans un litre d'eau froide à laisser macérer 24 heures. Un verre au moment de se coucher.

Le yam

Le yam (*Dioscorea villosa*) est une plante mexicaine dont le tubercule renferme une grande quantité de diosgénine, une substance très proche de la progestérone sécrétée par le corps féminin. Il est utilisé à ce titre avec succès par de nombreuses femmes en période de ménopause, associé le plus souvent à un complément d'isoflavones de soja.

Les isoflavones de soja : des effets scientifiquement prouvés

« La ménopause m'est tombée dessus avec son cortège de maux : bouffées de chaleur, irritabilité, prise de poids, et j'en passe ! Heureusement, j'ai trouvé la solution avec les isoflavones de soja. J'en prends régulièrement sous forme de gélules et je me sens beaucoup mieux. J'ai même perdu mes kilos superflus. »

Jeanine S. de Bergerac

De nombreuses études scientifiques et cliniques ont été réalisées et sont encore en cours pour montrer l'intérêt des isoflavones de soja pour traiter les problèmes de la ménopause. En fait, tout a commencé par une simple constatation : en Amérique, huit femmes sur dix ont des bouffées de chaleur au moment de la ménopause, alors qu'au Japon, deux sur dix seulement s'en plaignent. Un chercheur de l'Université McGill, Margaret Lock, a voulu comprendre cette différence et, après plusieurs années passées au Japon, a constaté que le soja, aliment traditionnel au Japon, en était sans doute la cause principale. Non seulement les Japonaises n'ont quasiment pas de bouffées de chaleur, mais elles ont aussi quatre fois moins de cancers du sein, moins d'ostéoporose et de maladies cardio-vasculaires... De nombreux chercheurs se sont penchés sur ce phénomène et ont montré que la consommation quotidienne de soja, riche en phyto-œstrogènes, pouvait en effet limiter considérablement les troubles de la ménopause et intervenait directement sur l'équilibre hormonal féminin.

u, v

ULCÈRES VARIQUEUX

Chou à l'huile d'olive

Le chou utilisé peut être indifféremment rouge ou vert. Les feuilles doivent être fraîches, larges, bien colorées. Elles sont lavées à l'eau courante, puis essuyées avec un linge propre. Avec un couteau, on ôte les nervures les plus grosses. On superpose trois ou quatre feuilles que l'on écrase avec un rouleau à pâtisserie.

Pour les ulcères variqueux ou sclérosés, ainsi que pour les problèmes circulatoires des jambes, les hémorroïdes et les eczémas secs, on trempera les feuilles dans l'huile d'olive première pression à froid pendant une demi-heure avant de les écraser. Les cataplasmes peuvent être gardés toute la nuit et renouvelés chaque soir.

Compresses à la prêle

« Préparez une forte décoction de prêle en faisant bouillir 100 g de plante dans un litre d'eau pendant un quart d'heure, puis laissez infuser une demi-heure. Imbibez une ou plusieurs compresses de cette décoction et maintenez-la sur l'ulcère. »

Bernard F. de Montrouge

Le lavage à la salicaire

Dans un litre de vin, mettez à macérer 50 g de salicaire pendant 8 jours. Filtrez. Lavez les ulcères variqueux avec cette préparation.

URTICAIRE

Contre l'allergie aux fraises

Certains semblent condamnés à se passer de fraises à cause de l'urticaire qu'elles leur provoquent. Dans ce cas, on peut essayer de se « désensibiliser ». La première méthode consiste à consommer chaque jour un mini-morceau de fraise (insuffisant pour provoquer l'urticaire) pendant une semaine. La seconde, à faire fondre sous la langue un petit morceau de fruit une demi-heure avant le repas où vous comptez manger des fraises. Et enfin, pour ceux qui vraiment ne parviennent pas à supporter les fraises, essayez le vin ! Faites-y macérer vos fraises une heure avant de les déguster ou bien écrasez-les dans du vin une demi-heure avant de les manger.

VARICES - JAMBES LOURDES

La bonne alimentation

Mangez davantage de blé germé, de poisson cru et d'huiles végétales qui sont naturellement riches en vitamine E, protectrice des vaisseaux sanguins.

La vigne rouge

Utilisez la vigne rouge sous forme de tisane. Il suffit pour cela de faire infuser une cuillère à café de feuilles dans une tasse d'eau pendant 10 minutes et de boire deux à quatre tasses par jour en cure d'un mois. On trouve aussi la vigne rouge sous forme de gélules. Dans ce cas, 4 à

6 gélules par jour sont généralement préconisées, entre les repas.

Vous pouvez également vous préparer des bains de pied à la vigne rouge pour activer votre circulation. Faites bouillir deux poignées de feuilles dans un litre d'eau pendant 15 minutes. Ajoutez à l'eau de votre bassine et laissez tremper vos pieds 10 minutes.

La douche alternée

Terminez toujours bain ou douche par une douche froide sur les mollets.

Du mouvement

Pratiquez des sports doux, progressifs et réguliers : marche, natation, vélo, golf... car la sédentarité favorise la fonte musculaire et l'amollissement des veines.

Les pieds en l'air

Surélevez les pieds de votre lit de 5 à 10 cm pour décongestionner vos jambes.

À la bonne hauteur

Mesurez vos talons qui ne doivent être ni trop hauts ni trop bas : la bonne hauteur se situe entre 2 et 5 cm.

VERRUES

L'ardoise

« Faites calciner une ardoise dans des braises. Réduisez-la en une poudre que vous diluez dans du vinaigre de vin. Enduisez les verrues de la pâte obtenue. Recommencez plusieurs jours de suite. »

Simone R. d'Amiens

Avec et sans souci

Écrasez des feuilles de souci dans du vinaigre, appliquez sur les verrues plusieurs fois par jour.

La chélidoine

« Dans mon jardin, je possède une plante appelée chélidoine. La sève est couleur orange et cette sève, je l'applique sur les verrues en frottant une à deux fois par jour : cela suffit à les faire totalement disparaître. Cela n'a jamais repoussé depuis neuf ans. »

Janine A. de Carentan

Le suc de chélidoine agit sur les verrues, mais aussi sur les callosités (cors et durillons).

Bave d'escargot

« Ma grand-mère ayant une verrue au bout d'un doigt, l'infirmière la brûlait au nitrate d'argent quand cela la gênait trop pour écrire. Bien des années plus tard (j'étais tout petit), nous avons déjeuné chez un ami qui a conseillé à ma grand-mère de passer la langue d'un escargot sur la verrue qui était devenue comme une petite corne en bout de doigt. Ma grand-mère qui jardinait beaucoup a fait le traitement et la verrue a disparu sans qu'elle s'en aperçoive, pour ne plus revenir ! Quand j'avais dix-huit-vingt ans, j'avais sur le visage une verrue qu'on appelait un poireau. Je lui coupais régulièrement les poils. Elle était plus grosse qu'une double lentille. Ma grand-mère m'a rapporté dans un pot en émail des escargots, jaunes et gris, avec une feuille de salade. Sans que je m'en rende compte, la verrue a disparu. J'ai 91 ans passé, je peux donc affirmer l'efficacité de cette recette : mon poireau n'est jamais réapparu. »

Jean B. d'Ambonnay

Oignon au gros sel

Pour faire disparaître les verrues, creusez un oignon et remplissez-le de gros sel : frottez vos verrues matin et soir avec le liquide qui s'écoule de l'oignon.

Vinaigre citronné

Faites macérer les écorces de deux citrons pendant une semaine dans 25 cl de vinaigre de vin. Badigeonnez vos verrues deux fois par jour avec la préparation.

VERS

Fraise anti-oxyures

Mangez 500 g de fraises le matin à jeun et ne mangez rien d'autre jusqu'au déjeuner.

Essence de lavande

« Pour débarrasser les enfants, même très jeunes, qui cultivent les oxyures : quelques gouttes d'huile essentielle de lavande :

— à l'intérieur et à l'extérieur de l'articulation du poignet

— au creux du coude

— juste sous les narines

— au creux du sternum

de préférence le matin au réveil. »

Henry P. de Cannes

L'huile essentielle pénétrant à travers la peau, cette recette est efficace mais attention à bien choisir de l'huile essentielle pure et naturelle de lavande fine (*Lavandula augustifolia*), sinon vous risquez de brûler vos enfants.

L'oignon

Faites macérer 100 g d'oignon finement haché dans un litre de bon vin blanc pendant 48 heures. Filtrez au travers d'un linge fin. Buvez un verre chaque matin pendant une semaine en lune descendante.

L'ail à boire

Râpez 3 ou 4 gousses d'ail dans une tasse d'eau bouillante ou de lait. Laissez macérer toute la nuit et buvez le lendemain matin à jeun, pendant trois semaines.

La citrouille contre le ver solitaire

« Pour chasser le ver solitaire, ma tante avait un remède populaire : elle écrasait des graines de citrouille avec du sucre, de l'eau et de l'eau de fleur d'oranger et nous faisait avaler cette mixture ma foi pas trop mauvaise. Une à deux heures plus tard, on avait droit à deux cuillères à soupe d'huile de ricin. Là, c'était bien moins drôle. Mais enfin, son "truc" soignait beaucoup de monde par chez nous. »

Georges D. de Tours

Colliers d'ail

Mettez quelques gousses d'ail placées dans un sachet fixé au cou ou maintenu par un bandage à hauteur du nombril.

Restes de citron

Pressez un citron et buvez-en le jus. Écrasez ce qu'il reste : écorce, zeste, pépins. Faites macérer ces restes dans un bol d'eau additionnée de deux cuillères à café de miel pendant deux heures. Passez le tout en exprimant bien les sucs et buvez avant de vous coucher.

Y, Z

YEUX (PROBLÈMES D')

Le fenouil

Une vieille fable attribue des vertus merveilleuses au fenouil pour soigner les yeux. On dit que les serpents venimeux, au moment de la mue, raniment leur vue en se frottant les yeux au fenouil. Vrai ou faux ? Ce bruit court depuis l'Antiquité... Toujours est-il que la fumigation de fenouil est très efficace pour se débarrasser de la conjonctivite et pour faire désenfler les paupières gonflées. Il faut moudre une cuillère à soupe de graines de fenouil, les mettre au fond d'un bol et verser dessus de l'eau bouillante. Puis vous vous penchez sur le bol, la tête recouverte d'une serviette, et vous laissez vos yeux au-dessus de la vapeur pendant 10 minutes.

La recette anti-irritation du professeur Binet...

Le professeur Binet fut durant dix-sept ans le doyen de la Faculté de médecine de Paris (il est décédé en 1971) et se passionnait pour les remèdes à base de plantes. Il nous en a laissé de nombreux, parmi lesquels ce « bain d'yeux » anti-conjonctivite et irritations : dans un récipient de verre ou d'émail, disposez 4 cuillères à café de feuilles de plantain, 2 cuillères à café de fleurs de bleuet et 2 cuillères à café de fleurs de mélilot. Versez 15 cl d'eau bouillante sur les plantes et laissez infuser un quart d'heure avant de filtrer. Utilisez comme la décoction de bleuet.

Le bleuet, adoucissant

« Dès que j'ai les yeux fatigués ou irrités, je les baigne dans une infusion de bleuet. Le soulagement est immédiat. »

Martine L. de Saint-Méry

Le bleuet est l'ami attitré des yeux, employé depuis toujours pour les soigner. Il se révèle précieux pour apaiser les paupières irritées et lutter contre la conjonctivite. Préparez votre lavage oculaire de la façon suivante : mettez une cuillère à café de fleurs de bleuet séchées dans 10 cl d'eau froide et portez à ébullition. Retirez du feu dès les premiers bouillons et laissez infuser 10 minutes avant de filtrer. Attendez que cette décoction tiédisse avant de l'employer sous forme de compresses, en lavages ou en bains d'yeux avec une œillère (pour la conjonctivite).

Certains pensent que le bleuet convient aux yeux bleus tandis que le plantain est plus efficace sur les yeux marron... Légende ou vérité ? Le mieux, dans le doute, est peut-être de choisir la recette du professeur Binet qui allie les deux !

La petite camomille, apaisante

Utilisées pour les mêmes indications que le bleuet, les fleurs de la petite camomille (*Matricaria chamomilla*) se préparent de manière identique (décoction légère) mais à raison de 2 cuillères à café pour 10 cl d'eau. Vous pouvez aussi utiliser cette préparation en compresses contre les dartres ou en dernier rinçage après votre shampooing si vous souhaitez donner des reflets dorés à vos cheveux blonds.

La pulpe de courge, pour un soulagement immédiat

Si une conjonctivite vous fait souffrir, prélevez un peu de pulpe de courge crue que vous mixez et appliquez-la en cataplasme sur vos yeux fermés. En quelques minutes, le soulagement est appréciable.

L'euphraise, amie de la vue

« Chez nous, il n'y a jamais eu de problèmes d'yeux. Il faut dire que ma grand-mère, qui avait souffert dans sa jeunesse d'une conjonctivite virale mal soignée, veillait à nous en préserver. Elle préparait une décoction d'euphraise dont elle nous appliquait des compresses sur les yeux. C'était un rituel, on y avait droit au moins deux soirs par semaine. Je ne sais pas si c'est pour ça, mais je n'ai jamais eu de maladies aux yeux. »

Robert L. de Pouilly

Les noms populaires de l'euphraise en disent long : herbe aux myopes, herbe à l'ophtalmie, ou encore casse-lunettes… L'abbé Kneipp, au XIXe siècle, disait l'avoir prescrite de nombreuses fois avec succès : « Elle est une plante médicinale qui fortifie la vue ; quand tous les moyens sont épuisés, elle procure souvent aux yeux un dernier soulagement. » On utilise les tiges fleuries et séchées de cette plante (elles fleurissent entre juin et septembre, blanches ou bleu pâle), en interne comme en externe, aussi bien pour lutter contre les inflammations oculaires que pour améliorer la vue.

En tisane, mettez deux cuillères à café de plante sèche dans la valeur d'une bonne tasse d'eau froide. Portez à ébullition et laissez bouillir une minute avant de retirer du feu. Attendez 5 minutes avant de filtrer. Il est conseillé d'en boire deux à trois tasses par jour (c'est aussi bon pour digérer, chasser la toux et le rhume de cerveau !). Pour l'usage externe, doublez la dose (3 cuillères à café pour 10 cl d'eau) et faites bouillir une minute pareillement, mais laissez infuser une demi-heure avant de filtrer avec un linge fin. Utilisez cette décoction en compresses à laisser

20 minutes sur chaque œil tous les soirs pendant 10 jours. Puis on cesse pendant 10 jours et on recommence...

Le géranium Robert contre les inflammations

Le géranium Robert, qui pousse à l'état sauvage et donne de minuscules fleurs, est employé depuis des siècles en décoction pour soigner les yeux irrités. On utilise la plante entière séchée lorsqu'elle est en fleur sous forme de décoction très concentrée : ajoutez 4 cuillères à café de plante sèche à 20 cl d'eau froide. Laissez tremper un quart d'heure puis faites chauffer à feu doux jusqu'à l'ébullition. Retirez du feu et attendez un quart d'heure avant de filtrer. Appliquez tiède sur vos yeux en compresses largement imbibées et laissez agir 20 minutes. Vous pouvez aussi utiliser cette décoction en gargarismes contre l'angine, en bains de bouche contre les aphtes et la gingivite, en lotion sur les plaies ou les irritations de la peau.

La feuille de noyer contre les orgelets

L'orgelet est un petit furoncle qui se loge sur le bord de la paupière... La feuille de noyer est son ennemie, comme celle des conjonctivites et autres inflammations oculaires. Faites macérer deux cuillères à café de feuilles sèches dans 10 cl d'eau froide pendant deux heures. Chauffez à feu doux et laissez bouillir deux minutes puis retirez du feu. Attendez un quart d'heure avant de filtrer. Appliquez tiède en compresses et laissez agir dix minutes. Ces compresses peuvent aussi être utiles sur les ulcères variqueux.

L'anneau d'or

« Ma mère nous a toujours conseillé, à mon frère et à moi, de passer un anneau d'or (une alliance ou toute autre bague) plusieurs fois sur l'orgelet pour le faire disparaître. »

François T. de Paris

Ce truc ressemble à de la superstition, bien que l'or soit un élément actif sous forme d'oligo-élément. Je ne peux donc donner aucune garantie. Il existe en pharmacie une pommade, la pommade Maurice, très efficace sur les orgelets.

La laitue bouillie contre l'ophtalmie

Mettez votre laitue (préalablement lavée !) dans une cocotte, ajoutez un demi-litre d'eau froide, placez sur le feu et laissez bouillir pendant 20 minutes à feu doux. Utilisez cette décoction tiède en compresses sur les yeux en la laissant agir de 20 minutes à une demi-heure. Vous pouvez aussi, le soir, boire cette décoction qui fait merveille contre les insomnies, les palpitations et les toux nerveuses.

La mauve, toute de douceur

Couramment employée contre les inflammations aiguës des voies respiratoires, les infections urinaires, mais aussi celles de la peau et des yeux, la mauve soulage très vite les yeux irrités. Ramollissez feuilles et fleurs dans très peu d'eau bouillante et appliquez-les en cataplasme, sur vos paupières, dès qu'elles ont tiédi. Laissez agir 10 à 15 minutes.

La confiture de myrtille pour y voir

« Prenez chaque matin au petit déjeuner de la confiture de myrtille. J'ai 77 ans, je prends cette confiture et je vois très bien. Mes yeux se sont même améliorés et cela fait vingt ans que je n'ai pas consulté un ophtalmologue ! »

J. M. de Sens

La myrtille est si réputée pour améliorer la vision (surtout la vision nocturne) que les aviateurs anglais en consommaient en grande quantité durant la Seconde Guerre mondiale pour être sûrs de ne jamais manquer leurs cibles.

Douceur des pétales de roses

C'est surtout la rose de Provins (*Rosa gallica*) qui est réputée pour ses nombreuses vertus thérapeutiques. Cependant, ses sœurs de couleur rouge ont quasiment les mêmes propriétés. Pour lutter contre la conjonctivite et les inflammations oculaires en général, préparez une infusion de pétales séchés : 2 cuillères à café sur lesquelles vous versez 10 cl d'eau bouillante. Laissez infuser 10 minutes avant de filtrer. Appliquez en compresses tièdes à laisser agir un quart d'heure.

Contre la conjonctivite

« Dès que l'un d'entre nous avait de la conjonctivite, ma mère préparait un emplâtre en mélangeant un jaune d'œuf avec de la farine de froment. Nous devions nous coucher sur le dos et elle nous appliquait sa mixture sur les yeux. Le lendemain, nous étions guéris. »

Lucienne H. de Nantes

ZONA

Le chou

« Je me suis débarrassée de mon zona en appliquant un cataplasme de plusieurs épaisseurs de feuilles de chou. Je changeais mon pansement trois fois par jour. En une semaine, il n'y avait plus rien. »

Karen M. de Gennevilliers

La feuille de chou donne souvent de bons résultats sur le zona, mais le « traitement » le plus efficace reste, à ma connaissance et d'après de nombreux témoignages, le Tégarome du docteur Valnet.

Le Tégarome

« Ma mère a eu un zona au niveau de la ceinture. Une amie m'a dit qu'il fallait que je lui passe mon Tégarome et qu'elle

en applique. Ce que j'ai fait. En une semaine, tout avait disparu. Le mal venait de débuter mais, quand même, ma mère souffrait terriblement et je peux vous dire qu'elle est emballée par les effets miraculeux de ce produit naturel. Elle qui ne jurait jusqu'à présent que par les médicaments chimiques s'intéresse enfin aux plantes ! »

Marie-Claude R. de Rouen

Le Tégarome est un mélange à base d'huiles essentielles très efficace pour de multiples problèmes cutanés. Pour le zona, quand il est utilisé au début, il faut une semaine au maximum pour obtenir la guérison. Un peu plus longtemps si le mal est déjà bien installé. Et ça marche aussi pour les « vieilles » douleurs, séquelles de zona qui, autrement, peuvent durer des années. Le docteur Valnet, qui a créé la formule de ce produit, l'a longuement expérimenté avec succès tout au long de sa vie.

CONTINUONS À ÉCHANGER NOS TRUCS

Je continue à recueillir les nombreux trucs des lectrices et lecteurs et, si vous avez des recettes ou astuces qui ne figurent pas dans cet ouvrage, je vous serai infiniment reconnaissante de me les faire connaître. Ce sera l'occasion de transmettre votre savoir aux autres lecteurs, dans la rubrique « Trucs et Astuces » du magazine *Belle Santé* dont je suis la rédactrice en chef. Pour m'écrire, c'est tout simple :

Sophie Lacoste
BP 7
77520 Donnemarie-Dontilly

Pour vous remercier de votre « truc », j'aurai grand plaisir à vous envoyer gratuitement un exemplaire récent du magazine *Belle Santé*.

TABLE DES MATIÈRES

BIBLIOGRAPHIE

- Bardinet T., *Les papyrus médicaux de l'Égypte pharaonique*, Fayard 1995.
- Belaiche P., *Guide familial de la médecine par les plantes*, Robert Laffont 1987.
- De Bonneval P., *La Cosmétique au naturel*, L'Encyclopédie d'Utovie N° 42, Éditions Utovie 1991.
- Debuigne G., *Dictionnaire des plantes qui guérissent*, Larousse 1972.
- Delaveau (Sous la direction du Pr.), *Secrets et vertus des plantes médicinales*, Sélection du Reader's Digest, 1977 et 1985.
- De Vilmorin J.-B., *Le Jardin des Hommes*, Le Pré aux Clercs 1991.
- Fournier P., *Le livre des plantes médicinales et vénéneuses de France*, Éditions Lechevalier 1948.
- Lacoste S., *Beauté et soins naturels du visage*, Marabout 1998.
- Leclerc H., *Les épices*, Masson 1929.
- Leclerc H., *Les légumes de France*, Masson 1927.
- Lieutaghi P., *Le livre des bonnes herbes*, Robert Morel 1966.
- Martineau G., *700 recettes de santé de ma grand-mère*, Jacques Grancher 1997.

• Palaiseul J., *Nos grand-mères savaient…*, Robert Laffont 1972.

• Pellecuer J. (Professeur), *L'olivier, plante médicinale d'actualité*, Dossiers Universitaires de Phytothérapie et de Plantes médicinales, Université de Montpellier 1997.

• Pierre M. et Lis M., *Au bonheur des plantes*, Le Pré aux Clercs 1992.

• Tissandier G., *Recettes et procédés utiles*, Masson 1894.

• Trierweiler R. & Delarozière M.F., *Huiles douceurs et plantes à parfums*, Edisud 1994.

• Valnet J., *Se soigner par les légumes, les fruits et les céréales,* Maloine 1967 et 1985.

• Valnet J., *Aromathérapie*, Le Livre de Poche 1990.

• Valnet J., *Phytothérapie,* Le Livre de Poche 1983.

IMPRIMÉ EN ESPAGNE PAR LIBERDÚPLEX

pour le compte des
Nouvelles Éditions Marabout
D.L. nº 88562 - mai 2007
ISBN : 978-2-501-05240-5
40.9018.9/02